Dr. med.
Michael Klaper

Viva Vegan für Mutter und Kind

Gesunde vegetarische Ernährung während Schwangerschaft und Kindheit

ANIMALPEACEVERLAG

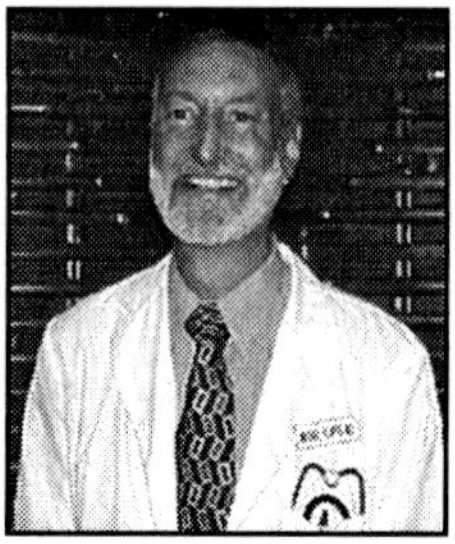

Der Autor:

Dr. Michael Klaper, M. D.

Seit 1972 ist Dr. Michael Klaper, international bekannter Experte für vegane Ernährung, als praktizierender Arzt in den USA tätig. Er veröffentlichte bereits mehrere Standardwerke und dozierte zum Thema "Help Yourself to Health" an verschiedenen Universitäten.

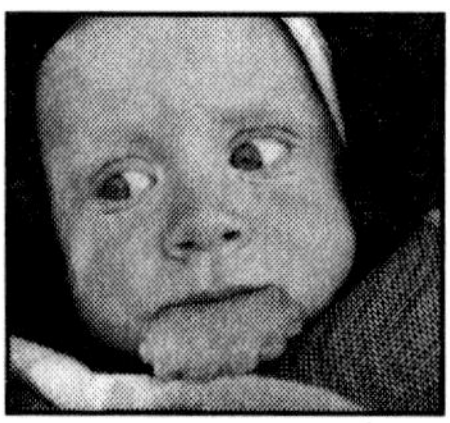

Das Titelbild

Aljoscha Ruthenberg,

auf dem Bild 9 Monate, ist auf seine Weise auch Experte für die vegane Ernährung, denn er lebt seit Geburt vegan. Heute, bei Drucklegung ist er 4 1/2 Jahre alt.

Die Deutsche Bibliothek - CIP-Einheitsaufnahme

Titel der amerikanischen Originalausgabe:
Pregnancy, Children and the Vegan Diet

P.O. Box U. Paia, Maui, HI 96779
Erste deutsche Veröffentlichung im Okapi-Verlag GbR, Windeck, Juli 1997

1. Auflage, Juni 2007
Umschlaggestaltung und Layout: Silke Ruthenberg
Titelbild: Silke Ruthenberg
Druck: AZ Druck und Datentechnik GmbH, 87437 Kempten
ISBN 978-3-9811738-0-2

INHALTSVERZEICHNIS

INHALTSVERZEICHNIS

Vorwort zur deutschen Ausgabe

Michael Klapers „Pregnancy, Children an the Vegan Diet“ erschien erstmals 1987 in den USA. Der Ratgeber ist heute als Standardbeitrag zur gesunden veganen Ernährung aktueller denn je.

Jahrzehntelang galt die vegane Ernährung inbesondere für Schwangere und Kinder als mangelhaft. Die mit 70.000 Mitgliedern weltgrößte ernährungswissenschaftliche Organisation *American Dietetic Association* ADA hat die Angelegenheit nun wissenschaftlich untersucht und etwa 250 internationale Studien zur vegetarischen/ veganen Ernährung ausgewertet.

Sie ist zu dem Ergebnis gekommen, dass eine gut geplante vegane Ernährung für alle Bevölkerungsgruppen empfehlenswert ist

„Es ist die Position der ADA, dass eine entsprechend geplante vegetarische Ernährung gesund und ernährungsmäßig ausreichend ist und gesundheitliche Vorteile bei der Vorbeugung und Behandlung bestimmter Krankheiten bietet... Eine gut geplante vegane oder andere Art der vegetarischen Ernährung ist für jede Lebensphase geeignet, inklusive während der Schwangerschaft, Stillzeit, Kindheit und in der Pubertät ...“

Klapers Ernährungsratgeber erschien 1997 erstmals in deutscher Sprache und war binnen kurzem vergriffen (Okapi-Verlag, eine Übersetzung der amerikanischen Ausgabe von 1994).

Ich freue mich, Ihnen mit dieser neuen Übersetzung den hilfreichen Leitfaden endlich wieder zur Verfügung stellen zu können. Aus eigener Erfahrung weiß ich, wie wichtig Verbündete sind für alle, die gegen den Strom schwimmen - und wenn der Verbündete nur ein Buch ist.

München, Juni 2007
Silke Ruthenberg

Für alle Eltern und Kinder dieser Welt,
deren Ernährungsentscheidung
ihr eigenes Schicksal
und das unseres Planeten bestimmen wird.

Einleitung zur amerikanischen Ausgabe

Salmonellenverseuchtes Hühnchenfleisch, listeriabelasteter Käse, Östrogene und Antibiotika im Rindfleisch: wir rutschen heutzutage von einem Lebensmittelskandal in den nächsten. Und auch das Thema Fehlernährung ist in aller Munde. Schwerwiegende Gesundheitsrisiken werden laut internationaler, amerikanischer und europäischer Studien mit falscher, zu fettreicher und anderweitig belasteter Ernährung in Verbindung gebracht - darunter in der Hauptsache Geburtsfehler, Leukämie, Herz-Kreislauf-Krankheiten, aber auch Krebs, Osteoporose und vieles mehr. Kein Wunder, dass die Zahl besorgter Eltern wächst, die nach vollwertigen Ernährungsalternativen für sich und ihre Familien suchen.

Doch es gibt auch immer mehr Menschen, die aus anderen Motiven umdenken: Sie wollen nicht mehr die brutale Gewalt unterstützen, die Tieren unter industriellen Bedingungen und im Schlachthof zugefügt wird. Sie sind überzeugt davon, dass die gestörte Ökologie unseres Planeten, die Vernichtung der Regenwälder und die schwindenden Wasservorräte auch mit unseren fehlgerichteten Ernährungsgewohnheiten zu tun hat.

Was immer auch die Gründe sein mögen: Die rein vegetarische Ernährung ist ein zunehmend etabliertes globales Phänomen. Menschen, die sich vegan ernähren, gibt es auf der ganzen Welt. Sie bekommen gesunde Babys und ziehen gesunde Kinder auf. Oft tun sie es trotz des Argwohns ihrer Ärzte oder anderer Gesundheitsberater, die mit der rein vegetarischen Ernährung noch nicht vertraut sind. Auch für diese kritischen Fachkräfte ist dieses Buch gedacht. Die Wissenschaft hat ihr Urteil jedenfalls schon gefällt. Hunderte, ja tausende Studien sprechen eine klare Sprache: Kein ernst zu nehmender Mediziner oder Ernährungswissenschaftler wird heute noch behaupten können, dass es für eine schwangere Frau notwendig sei, sich von tierischen Produkten zu ernähren. Das Gegenteil ist wahr: eine erfolgreiche Schwangerschaft zu erleben und ein gesundes Kind aufzuziehen ist mit einer tierproduktfreien Ernährung problemlos möglich.

Tatsache ist: Der menschliche Körper hat keinen Bedarf an Fleisch von Tieren, an Hühnereiern oder an Kuhmilch. Ein kurzer Blick auf biochemische Prozesse beweist, dass der menschliche Körper alle lebenswichtigen Nährstoffe aus einer veganen Ernährung beziehen kann.

Um gesund zu sein, zu bleiben und um gesund aufzuwachsen, braucht der Mensch eine ausreichende Zufuhr der folgenden lebenswichtigen Nährstoffe: 1. Kohlenhydrate, 2. Fette, 3. Eiweiß, 4. Vitamine, 5. Mineralstoffe und 6. Wasser.

Betrachten wir jeden Nährstoff für sich: Der Energiebedarf des Körpers wird gedeckt durch Dikarbonsäuregruppen, die den Zitronensäure-Zyklus beliefern. Die Energie wird gespeichert als Adenosintriphosphatase. Der Dikarbonzellen-"Treibstoff" für diesen Vorgang kommt in den Kohlenhydraten und Fetten vor, die in der Stärke, dem Zucker und den Ölen aus Getreide, Kartoffeln, Obst, Nüssen und Kernen reichlich vorhanden sind. Ein gut gestalteter veganer Speiseplan liefert ausreichend angemessene Kalorien.

Die zwei essentiellen Fettsäuren, Linolsäure und Linolensäure - für einen normalen Fettstoffwechsel notwendig - kommen in Nüssen, Kernen, Getreide und Pflanzenölen reichlich vor. Alle essentiellen Aminosäuren, die für den menschlichen Eiweißstoffwechsel benötigt werden, sind in den hochwertigen Proteinen von Getreide, Hülsenfrüchten, Samen, Nüssen und grünem Gemüse enthalten.

Aminosäuren, die wichtig sind für den menschlichen Proteinstoffwechsel, finden sich in Getreide, Hülsenfrüchten, grünem

Gemüse, Sprossen und Nüssen. Ausreichend Vitamine und Mineralien haben grünes und gelbes Gemüse und die meisten Früchte.

Sollten während einer Schwangerschaft oder während einer Krankheit zusätzlich Vitamine oder Mineralien benötigt werden, können diese problemlos auch durch nicht-tierische Quellen geliefert werden. Drei ausgewogene vegane Mahlzeiten täglich auf der Basis von Getreide, Hülsenfrüchten, Gemüse, Früchten, Nüssen und Sprossen liefern die notwendige Menge der obigen Nährstoffe für Erwachsene (schwanger oder nicht) und ihre im Wachstum befindlichen Kinder.

Die junge oder werdende Mutter, die sich in Zukunft vegetarisch ernähren will, muss sich sicher fühlen: Kann ich eine gesunde Schwangerschaft haben, auch wenn ich ganz auf Fleisch und Milchprodukte verzichte? Werden meine Kinder wirklich unbelasteter aufwachsen? Und was ist mit fehlenden Vitaminen und Mineralien?

Vermutlich wird sie unterschiedliche Meinungen hören. Ob Freunde, Familienmitglieder, Ärzte, egal, bei wem sie sich Rat einholt, jeder hat etwas zum Thema zu sagen. Doch weiß wirklich jeder, was er sagt?

Tatsächlich gibt es verantwortungsbewusste Ernährungswissenschaftler, die einer rein vegetarischen Ernährung skeptisch gegenüberstehen - insbesondere wenn es um Schwangere und Kinder geht. Sie berufen sich auf medizinische Fachzeitschriften, die in unregelmäßigen Abständen über angeblich gefährliche Mangelerscheinungen bei Kindern vegetarisch und vegan lebender Eltern berichten.

Und wirklich kommen diese Mangelerscheinungen immer wieder vor, doch haben sie nichts mit veganem Essen zu tun, aber viel mit der Uninformiertheit von gutmeinenden Eltern.

Untersucht man nämlich die Vorkommnisse, die in den Zeitschriften beschrieben werden, stößt man immer wieder auf Fehler in der Ernährung als Ursache für die Mangelerscheinungen. Die Eltern der erkrankten Kinder wussten offenbar überhaupt nicht, wie sich eine ausgewogene Ernährung zusammenzusetzen hat. Sie hatten sich nicht mit dem Thema beschäftigt, hatten keinen Plan, ernährten ihre Kinder einseitig.

Wirklich gibt es bisher keinen einzigen Fall, bei dem medizinisch erwiesen ist, dass sich Mangelkrankheiten auf rein vegetarische Krankheiten zurückführen lassen. Eine richtig geplante, rein pflanzliche Ernährung wird keine Unausgewogenheiten aufzeigen. Es gibt keine biochemischen oder gar physiologischen Gründe, die objektiv gegen pflanzliche Ernährung sprechen (1). Menschen, die sich vegan ernähren, sind mindestens so leistungsfähig wie andere, die auf tierische Produkte nicht verzichten wollen. Es gibt sogar Studien, die behaupten, vegan lebende Menschen seien leistungsfähiger. Viele Hochleistungssportler verzichten völlig auf Fleisch- und Milchprodukte. Über 60 Prozent aller Leichtathleten in den USA, die Spitzensport betreiben, ernähren sich vegetarisch. Sie haben sich informiert, dann ihre Ernährung umgestellt. Man muss wissen, was sein Körper bzw. was der Körper des eigenen Kindes braucht und welche Lebensmittel diesen Bedarf decken werden. Und man muss sichergehen, dass Nährstoffe wie Eiweiß, Kalorien und notwendige Vitamine und Mineralstoffe reichlich in der Ernährung vorkommen, besonders in der Schwangerschaft und bei Kindern.

„VivaVegan für Mutter und Kind“ zeigt auf, welche Lebensmittel diese Nährstoffe enthalten und gibt Richtlinien zu der veganen Lebensmittelauswahl an. Außerdem werden Grundzutaten und Ideen für Mahlzeiten aus der schmackhaften veganen Küche vorgestellt, die auf die speziellen Anforderungen schwangerer Frauen ausgerichtet sind.

Kapitel 1
Perspektiven der Ernährung

In den letzten Jahren hat die Bedeutung der Ernährungsfrage zugenommen. Es ist in Zeiten von BSE und Schweinepest eben nicht mehr egal, was wir essen - außer, uns sind unser Körper und unsere Gesundheit gleichgültig.

Tatsache ist: Bereits Minuten, nachdem irgend etwas von uns verzehrt wurde, ist jede Zelle unseres Körpers - einschließlich Gehirn, Muskeln, Drüsen und Haut - davon beeinflusst. Und mag diese „letzte Mahlzeit“ noch so klein sein, sie bewirkt Veränderungen in der Funktionsfähigkeit eines jeden Organs. Die Muskelspannung in den Arterienwänden, die Anzahl lebenswichtiger Hormone, die Mineralstoffregulation in den Nieren und tausend andere feine, aber wichtige Funktionen werden von jedem Lebensmittel, das wir zu uns nehmen, manipuliert. Diese Eiweiße und andere Substanzen werden dann praktisch zu Gewebe, werden eins mit uns.

Sollte nun eine Frau schwanger sein, werden diese Nahrungsmittel und irgendwelche möglichen chemischen Schadstoffe, die in dem Nahrungsmittel enthalten sind, eins auch mit ihrem Baby. Das in ihr wachsende Kind ist tatsächlich zusammengesetzt aus all der Nahrung, die die Mutter je gegessen hat, und es wird ein Erwachsener werden, der sich aus der Nahrung entwickelt, die es vom ersten Tag an zu sich nimmt.

Gegenwärtig sind die medizinischen Fachzeitschriften und die Massenmedien voll von Berichten über Krankheiten, die durch falsche bzw. einseitige Kost verursacht werden. Die konzentrierten tierischen Fette und Eiweiße, die in Fleisch, Eiern und Milchprodukten vorkommen, sind dabei die Hauptkrankmacher, und zwar sowohl für die meisten Amerikaner (2) als auch für die überwiegende Anzahl der sich zu fett ernährenden Europäer.

Eine besondere Gefahr für schwangere Frauen und Kinder im Wachstum stellen darüber hinaus vergiftende Chemikalien (3), Bakterien (4), Krebsviren (5) und gesättigte Fette (6) in der Fleisch/Milch/Geflügel-orientierten Ernährung dar.

Die Gründe:

1. Fleisch und Geflügel beherbergen häufig heimtückische antibiotikaresistente Camblyobacter und Salmonellen, die mit Durchfall verbundene Darmentzündungen hervorrufen können, was in der Schwangerschaft sehr gefährlich und für Kinder sogar tödlich sein kann (7).

2. Milchprodukte enthalten oft Schadstoffe, z.B. antibiotische Rückstände in der Milch und Listeriabakterien im Käse. Diese Schadstoffe sind bekannt dafür, Nervenentzündungen und Meningitis bei Embryonen auslösen zu können (8).

3. Fische leben oft in verschmutztem Gewässer. So ist ihr Fleisch häufig verseucht mit messbaren Werten krebs- und mutationserzeugender Substanzen. Hydrokarbon-Pestizide (9), also PCB, Dioxin etc., können schwerwiegende Zellmutationen bewirken, ähnlich wie Radioaktivität von Atommüll (10). Diese Gifte, sowie Schwermetalle (11) wie Quecksilber und Blei (12), sind hauptverantwortlich für blind (13) und geistig behindert (14) zur Welt gekommene Babys.

Viele dieser heimtückischen Substanzen vergiften Mütter und Föten (15) gleichermassen und die Pestizide kommen außerdem noch in beachtlichen Mengen in der Muttermilch vor. Fischöl kann dazu führen, Blut verklumpen zu lassen, was bei Geburten zu gefährlichen Komplikationen führen kann. Frauen, die große Mengen an öligem Fisch konsumieren, riskieren verlängerte Schwangerschaften.

Diese unnatürlichen „Verspätungen" lassen die Säuglinge oft sehr groß werden und bewirken deshalb häufig Komplikationen bei der Geburt, wie Blutungen und schwierige Wehen, häufigere Kaiserschnitte und höhere Müttersterblichkeit (16).

4. Schalentiere wie Muscheln, Austern, Shrimps und Hummer, können das Hepatitis-Virus enthalten, das eine schwächende und manchmal tödliche Leberentzündung bei Erwachsenen und Kindern verursacht (17).

5. Fleisch, Fisch und Milchprodukte (18) enthalten üblicherweise Spuren von Hydrokarbon-Chemikalien wie Heptachlor, Dieldrin, Hexachlorobenzene, PCB und PBB (polychromierten Biphenyle). Die toxischen Rückstände aus industrieller Umweltverschmutzung und landwirtschaftlichem Einsatz von Herbiziden und Pestiziden sammeln sich im Fleisch und in der Milch von Tieren an, die gespritztes Getreide gegessen und verschmutztes Wasser getrunken haben. Als Folge kommen sie in beachtlichen Mengen in Fleisch- und Milchprodukten vor (19).

6. Rindfleisch und Hühnerfleisch enthalten messbare Mengen an weiblichen Hormonen (Östrogene und Stilboestrol), die den Tieren gereicht wurden, um das Gewicht, den Fettgehalt oder die Eierproduktion zu beeinflussen. Diese mächtigen Sexualhormone, schon in kleinen Mengen (Teile pro Trillion) wirksam, erscheinen in aktiver Form in Hühnerfleisch, allen Eiprodukten und in ganz normalen Rindfleischfrikadellen (20).

7. Die gegenwärtige, mit tierischen Fetten (besonders in Fast Food wie Cheeseburger, Milchshakes, Brathähnchen, Pizza usw.) belastete Kost verstopft bereits in der Kindheit die Arterien. Sie ist die Hauptursache für spätere Herzattacken, Schlaganfälle und Übergewicht (21).

Eine epidemiologische Studie, die von der Abteilung für Medizin der Staatsuniversität Louisiana durchgeführt wurde, zeigt gelbe, fettige Streifen und Cholesterinansammlungen, beides Anzeichen früher arteriosklerotischer Veränderung, bei 70 Prozent aller Kinder unter 5 Jahren. Selbst Säuglinge im Alter von 9 Monaten wiesen schon ähnliche besorgniserregende Symptome auf (22)!

Mit zunehmender Häufigkeit werden in den letzten drei Jahren wissenschaftliche Studien veröffentlicht, die berichten, dass Menschen mit einer tierproduktfreien (veganen) Ernährung länger - und was wohl mindestens ebenso wichtig ist - länger gesund leben (23).

Es scheint klar zu sein, wohin die Entwicklung der heutigen Ernährung tendiert: je weniger Tierprodukte gegessen werden, desto besser. Doch am allerbesten für Mutter, Kind (und, na klar, auch für den Vater) ist: sich ganz zu verabschieden von Hühnchen, Steak und Milchshake. Auch wenn die Umstellung zuerst schwer fallen mag: wer tierproduktfreie Nahrung zu sich nimmt, lebt gesünder. Sein Körper wird es ihm danken. Die Tiere sowieso.

Kapitel 2
Gesunde, rein vegetarische Ernährung

Der menschliche Körper hat keinen Bedarf an Fleisch und Kuhmilch. Er funktioniert hervorragend ohne diese Nahrungsmittel, und das gilt auch in der Schwangerschaft. Inzwischen wird die Ansicht „Esse viel Fleisch und Milchprodukte, damit das Kind genug Eiweiß und Kalzium bekommt" als veraltet angesehen.

Eine ausreichende Eiweiß- und Kalziumzufuhr während der Schwangerschaft ist zwar wichtig, Fleisch und Milchprodukte sind dabei aber mit Sicherheit nicht die einzigen Quellen dafür, und ganz bestimmt sind sie auch nicht die gesündesten.

Die schmackhaften Nahrungsmittel, die auf der Erde wachsen, liefern auch während der Schwangerschaft und in der Zeit des Wachstums die notwendige Menge an Eiweiß und Kalzium.

Betrachten wir nun, was der menschliche Körper täglich für eine angemessene Ernährung braucht, und untersuchen wir, wieso vegane Lebensmittel genau so gut als „Nahrungstreibstoff" geeignet sind.

Nährstoffbedarf

Der durchschnittliche Mensch, erwachsen oder heranwachsend, braucht täglich ausreichende Mengen der folgenden sechs Arten von Nährstoffen, um alle Körperfunktionen zu unterstützen:

1. Kohlenhydrate
2. Fette
3. Eiweiße
4. Vitamine
5. Mineralstoffe
6. Wasser

Kohlenhydrate und Fette

So wie ein Auto Benzin braucht, um zu laufen, braucht der Körper „Treibstoff" für die Arbeit, die er täglich verrichten muss. Ob es sich nun um Muskelkontraktionen, Nervenimpulsführung, Hormonproduktion, Wundheilung, Zellwachstum etc. handelt - immer ist Energie notwendig. Erst recht natürlich, wenn es darum geht, ein Kind wachsen und gedeihen zu lassen. Dieser „Zellentreibstoff" ist zusammengesetzt aus den Kohlenhydraten und Ölen, die von Pflanzen hergestellt werden, aus Sonnenlicht, Luft und Wasser. Er kommt in der veganen Kost als Zucker, Stärke und pflanzliches Öl vor.

Diese Treibstoffe sind reichlich in Getreide, Gemüse, Nüssen, Kochölen, Obst usw. enthalten; es ist für die schwangere Frau leicht, jeden Tag genug aufzunehmen, wenn sie Pasta, Kartoffeln und Fruchtpürees mag - und diese Nahrungsmittel sind - kein unwichtiger Nebeneffekt - keine Dickmacher. Kohlenhydrate werden nämlich für Energie „verbrannt", während tierische Fette meist in den Fettdepots des Körpers gespeichert werden.

Eiweiß

Der Baustein des Körpers, um Muskeln, Blut, Hormone, Haare, Fingernägel, Immunkörper und natürlich das Baby gesund aufwachsen zu lassen. Die einzelnen „Bausteine" werden Aminosäuren genannt, und alle, die der Körper benötigt, kommen in Getreide, Hülsenfrüchten, grünem Gemüse, Nüssen und Samen reichlich vor.

Vitamine

Unsere Körperzellen verrichten ihren Stoffwechsel mit Hilfe von aktiven chemischen Substanzen, den Enzymen. Diese Enzyme, die eigentliche „Lebensmaschinerie" , der Motor des Menschen, benötigen Vitamine, um ihre lebenswichtigen chemischen Funktionen ausführen zu können. Die Vitamine und ihre Enzympartner arbeiten in Ihrem Körper wie Öl und Schmiermittel in Ihrem Auto, sie lassen die beweglichen Teile richtig arbeiten. Vitamine sind Co-Faktoren für die Enzyme, und für die menschliche Gesundheit lebenswichtig.

Es gibt zwei Vitaminarten:
a) die wasserlöslichen und
b) die fettlöslichen.

Die wasserlöslichen Vitamine (die nicht im Körper gespeichert werden und daher jeden Tag aufgenommen werden müssen) sind u.a. Vitamin C, der gesamte Vitamin-B-Komplex und Folsäure.

Diese Vitamine kommen in grünem Blattgemüse vor, sowie in Zitrusfrüchten und Nährhefe. Die fettlöslichen - die in der Leber gespeichert werden - sind u.a. Vitamin A/ Provitamin A und E. Sie sind in gelbem Gemüse wie Möhren, Kürbis, Süßkartoffeln sowie in Melonen (und in einigen dunkelgrünen Blattgemüsen, wie Grünkohl und Brokkoli) reichlich vorhanden.

Mineralstoffe

Elemente der Erde wie Kalium, Natrium, Eisen, Zink, Selen, Kalzium und Jod werden für elektrische und chemische Reaktionen des Körpers benötigt. Diese Stoffe kommen in grünem Blattgemüse, Getreide, Pilzen, Nährhefe und auch in Meeresgemüsen (z. B. Algen) vor, das Suppen und Salaten zugefügt werden kann.

Wasser

Ausreichend reines Wasser sorgt dafür, dass das Blut fließen kann, die Drüsen lebenswichtige Flüssigkeiten absondern und die chemischen Reaktionen des Lebens in den Zellen ablaufen können. Der Schwangerschaftszustand ist ein „wässeriger", und die schwangere Frau benötigt daher viel Wasser, um zusätzliches Blut für sich und Ihr werdendes Kind herzustellen, und um den Bestand der 3 bis 6 Liter amniotischen Flüssigkeit in ihrer Gebärmutter nicht zu gefährden. Sie sollte versuchen, mindestens vier bis sechs 250 ml-Gläser reines Leitungswasser, Fruchtsaft oder Gemüsesaft zu sich zu nehmen.

Die benötigte Menge Wasser (2-3 Liter täglich) kann alternativ auch aus wasserhaltigen Früchten, Gemüsen, Suppen und Salaten bezogen werden, die völlig ausreichend in der veganen Kost vorkommen.

Folgt man diesen Grundrichtlinien, isst man also ausreichend frisches Obst und Gemüse, trinkt genug und verbindet man das mit erholsamen Spaziergängen in der Sonne und viel Spaß am Leben, so werden Mutter und Kind stark und gesund sein.

Sechs Richtige! oder: So essen Sie richtig

Der gerade erläuterte Ernährungsbedarf kann durch die tägliche Aufnahme geeigneter Portionen aus den folgenden sechs veganen Nahrungsgruppen leicht und sicher gedeckt werden. Ausgewogenheit in der veganen Kost wird dabei durch Abwechslung erreicht. Essen Sie mal mehr von dem einen, mal mehr von dem anderen - wie es Ihnen schmeckt. Schwangere Frauen sollten darüber hinaus versuchen, die jeweils höhere empfohlene Menge an täglichen Portionen zu sich zu nehmen.

Die sechs veganen Nahrungsgruppen sind:

1. Vollgetreide und Kartoffeln
2. Hülsenfrüchte
3. Grünes und gelbes Gemüse
4. Nüsse und Samen
5. Obst
6. Vitamin- und mineralstoffhaltige Lebensmittel

Was bedeutet was?

1. Vollkorngetreide und Stärke - einschließlich Vollkornprodukte und Kartoffeln: Vollkornreis, Mais, Hirse, Gerste, Bulgur, Buchweizen, Hafer, Weizen, (einschließlich Müsli, Brote, Nudeln, Mehl etc.), Amaranth und Quinoa. Nährstoffe: Energie, Eiweiß, Öle, Vitamine, Ballaststoffe (für normale Darmfunktion). Menge: zwei bis vier 100g-Portionen täglich

2. Hülsenfrüchte - (alles, was in einer Hülse wächst): grüne Erbsen, Linsen, Kichererbsen, Bohnen aller Arten (Lima, Kidney, Adzuki usw.), Sojabohnen und Sojaprodukte (Sojamilch, Tofu, texturiertes Protein, Tempeh usw.), gekeimte Sprossen und Hülsenfrüchte, z.B. Alfalfasprossen und Mungobohnen. Nährstoffe: Eiweiß und Öle. Menge: ein bis zwei 100g-Portionen täglich.

3. Grünes und Gelbes Gemüse - Grün: Brokkoli, Wirsing, Grünkohl, Rosenkohl, Spinat, Alfalfasprossen, Kohl, Gurken, Endivien u.a. Gelb: Möhren, Kürbis, Süßkartoffeln, Pastinaken, Steckrüben etc. Nährstoffe: Vitamine, Mineralstoffe, Eiweiß. Menge: ein bis drei 100g-Portionen täglich.

4. Nüsse und Kerne: Mandeln, Walnüsse, Erdnüsse, Pecannüsse, Macadamianüsse, und Nussmuse, Sesamsamen (und Tahin), Sonnenblumenkerne, Kürbiskerne. Nährstoffe: Eiweiß, Öle, Kalzium, Spurenelemente. Menge: ein bis drei 30g-Portionen täglich

5. Obst aller Sorten, besonders Zitrusfrüchte und Melonen. Nährstoffe: Energie, Vitamine und Mineralstoffe. Menge: drei bis sechs Früchte täglich.

6. Vitamin- und mineralstoffhaltige Lebensmittel für Spurenelemente und Vitamin B12

a) Spurenelemente wie Jod, Mangan, Kupfer etc. sind in zahlreichen Meeresgemüsen enthalten.

b) Eine verlässliche Vitamin-B12-Quelle muss mindestens dreimal die Woche in der Ernährung vorkommen. Einige einfache Quellen sind angereicherte Müslis, Sojamilch, Multivitaminsäfte, „Sojafleisch"-Produkte, texturiertes Protein etc. oder ein Vitamin B12-Zusatzpräparat (flüssig, oder zerdrückte B12-Tabletten), das Salatsaucen, Pürees etc. zugegeben werden kann. Menge: mindestens dreimal die Woche.

Da die „veganen Nahrungsgruppen" aus frischen, vollwertigen Lebensmitteln zusammengesetzt sind, ist viel Schmackhaftes in diesem Essen zu finden. Wie kann nun ein gutes, sättigendes Frühstück, ein tolles Mittag- und Abendessen oder ein leckerer Happen zwischendurch aussehen?

Tipps

Frühstück

Wie wäre es, den Tag mit einer natürlich süßen Note anzufangen, etwa einer grossen Schüssel mit Ihrem Lieblingsobst, z.B. geschnittene Pfirsiche, Äpfel, Birnen, Pflaumen, Bananen, Melonen und Beeren? Darauf dann Obstsaft und Kokosraspeln? Lecker, oder? Für diejenigen, die ein deftigeres Frühstück bevorzugen, empfehle ich einen schmackhaften Vollkornpfannkuchen mit Sirup oder eine Schüssel heißen Haferbrei mit Rosinen und Sonnenblumenkernen oben drauf und dazu noch eine Prise Zimt.

Nehmen Sie einen Teelöffel Olivenöl anstatt geschmolzener Butter, Ahornsirup als Süßmittel und Soja- oder Sonnenblumenmilch statt Sahne oder Milch (siehe Anhang V - Milchersatz). Für ehemalige Liebhaber von Rührei ist ein Teller goldenes Tofu-"Omelette" aus gebratenem Tofu, der mit der Gabel zerdrückt wurde, und gehacktem roten und grünen Paprika und Zwiebeln, schnell und einfach zubereitet und überdies cholesterinfrei. Gebackene, geschnittene Bananen mit Brötchen und Fruchtaufstrich, stellen eine kohlenhydrat- und ballaststoffreiche Frühstücksidee mit einem tropischen Hauch dar. Kalte Frühstücksmüslis oder Vollkorn-Cornflakes sind herzhaft und lecker und können mit Obst, süßer Vanille-Sojamilch oder Sonnenblumenmilch angerichtet werden. Für die ganz Eiligen: Vollkorntoast mit Erdnussmus und Fruchtaufstrich ist ein beliebtes, schnelles Frühstück mit viel Eiweiß und Energie.

Zwischenmahlzeiten

Für Snacks am Vormittag oder zwischen den Mahlzeiten eignet sich frisches oder getrocknetes Obst und Studentenfutter. Beides stillt sofort und nachhaltig den Hunger nach Süßem und verbessert zudem noch die Ernährung.

Mittagessen

Öffnen Sie ihren Kühlschrank oder die Brotdose und wärmen Sie den fein gewürzten Bratling auf. Mit einem Vollkornbrötchen, Salat, Tomaten, Sprossen und weiteren Garnierungen ergibt das ein bekömmliches Mittagessen.

Ein frischer grüner Salat mit Dressing und eine Thermosflasche mit dem Rest von der Gemüse-Bohnensuppe vom letzten Abend runden die Mahlzeit ab. Schokoladige Carobkekse ergeben einen süßen Nachtisch. Grundsätzlich sollte das Mittagessen zwar sättigen, aber nie zu reichlich ausfallen.

Abendessen

Eine herzhafte, schnell zubereitete Gemüsesuppe und/oder ein grüner Salat kann wieder als Vorspeise dienen. Sättigende Salate sind u.a.: Kartoffelsalat, Möhrensalat und Tofu. Sättigende Suppen können gemacht werden aus: Erbsen, rote Beete, schottischen Möhren, Gerste, Tomaten und Bohnen. Das Hauptgericht, das auf Getreidebasis und/oder Kartoffeln aufgebaut ist, kann die farbenfrohen und schmackhaften vegetarischen Traditionen vieler Länder rund um die Welt wiederspiegeln, z.B.:

Viva Roma: geniessen Sie fleischlose Lasagne, Mangold Milanese oder Spaghetti mit Tofukugeln. Oder wie wäre es mit orientalisch gebratenem Gemüse mit Cashewnüssen, über Reis oder Nudeln serviert? Ein „Abend in Mexiko" kann mit Maisenchiladas oder Tacos mit Bohnen eingeleitet werden, oder einem würzigen Chili con Tofu.

Der frische Geschmack des Mittelmeers kann durch Kichererbsenhummus und gehacktem Gemüse in Vollkornpitataschen kreiert werden. Natürlich gibt es zu allen herrlichen Gerichten noch leckere Saucen, die jede Mahlzeit bereichern.

Getränke

Dass Bier vegan ist, hat sich ja längst rumgesprochen. Dennoch sollten insbesondere Schwangere auf den Gerstensaft (und andere Alkoholika) verzichten.

Gesunde Getränke dagegen sind z.B. reines (Leitungs-) Wasser, Fruchtsäfte, Tees und kaffeeartige Getränke (wichtig: koffein- und teeinhaltige Getränke nicht im Übermass zu sich nehmen, maximal ein Viertel Liter pro Tag). Pflanzliche Milch und Fruchtpürees können zwischen den Mahlzeiten genossen werden (Siehe Anhang V).

Nachtisch

Frisches Obst, das mindestens eine Stunde nach dem Hauptgericht verzehrt wird, sollte als Nachspeise dienen, aber die wandlungsfähige vegane Kost bietet auch viel Süßes an: Apfelkuchen, Carobkekse, Tofu- „Käse"kuchen sowie pflanzliche Eiskrem, Joghurt, Pudding und Süßigkeiten.

Zahlenspiel:

Der durchschnittliche, nicht-schwangere Erwachsene benötigt täglich:

Eiweiß:	56 g Männer
	44 g Frauen
Kalzium:	800 mg
Eisen:	18 mg

Die schwangere Frau benötigt täglich zusätzlich:

Eiweiß:	30 g (insg. 74 g Eiweiß)
Kalzium	400 mg (insg. 1200 mg Kalzium)
Eisen:	12-42 mg (insg. 30-60 mg Eisen)

Wie ein gesunder Mensch sich vegan ernährt

Wie Sie sehen und entdecken können, ist eine fleischlose und milchfreie Kost überhaupt nicht fad. Bei einer ausgewogenen veganen Ernährung lässt sich der Nährstoffbedarf problemlos decken oder sogar überschreiten. Niemand muss darauf verzichten, auch Allergiker nicht: Diejenigen, die empfindlich oder tatsächlich allergisch auf Sojaprodukte reagieren, sollten Kichererbsen, Linsen, Erbsen oder andere Hülsenfrüchte anstatt Sojaprodukte wie Tofu, Tempeh, Sojamilch etc. verwenden.

Und wer empfindlich oder allergisch auf Weizen reagiert, kann auf Pasta und Brote zurückgreifen, die aus Reis, Gerste oder anderen Getreide hergestellt wurden.

Biologisch betrachtet ist das menschliche Verdauungssystem mit den zermahlenden Backenzähnen und dem langen Darm am besten dazu geeignet, pflanzliche Ernährung zu verdauen. Denken Sie daran, dass einige der kräftigsten Tiere der Erde, von Vollblutpferden bis zu mächtigen Elefanten „Veganer“ sind. Sie wachsen zu voller Größe heran, ziehen gesunde Nachkommen auf und essen doch niemals Fleisch oder Käse. Würden Sie es tun, würden Sie gegen ihre Natur „anessen“, und dafür vielleicht - wie die Menschen - mit hohem Blutdruck, Osteoporose, verstopften Arterien oder anderen Leiden „bestraft“ werden.

Pflanzenessende Tiere ernähren sich von Natur aus von einer grossen Vielfalt an Pflanzen, darunter Getreide, Hülsenfrüchte, Grünzeug, Gemüse und Früchte. Die gute Nachricht dabei ist, dass diese Ernährungsform, die bei ihnen so gut funktioniert, auch bei uns klappt!

Die stillende Frau hat denselben Kalzium und Eisenbedarf wie die schwangere Frau, braucht aber nur 20 zusätzliche Gramm Eiweiß.

Die junge oder werdende Mutter muss sicherzugehen können, dass sie ihren gesamten Nährstoffbedarf durch pflanzliche Nahrungsmittel decken kann. Die meisten ernährungsbedingten Sorgen bei schwangeren Frauen drehen sich um den zusätzlichen Bedarf an Kalzium, Eisen, Zink und Vitaminen wie B 12, D, und Folsäure. Schauen wir also mal, wie jedes dieser Ernährungsbedürfnisse bequem und ausreichend mit ausschließlich veganen Nahrungsquellen gedeckt werden kann.

1. Proteine

Alle Pflanzen, insbesondere grünes Gemüse, Getreide, Hülsenfrüchte und Samen, enthalten hochwertiges Eiweiß, die alle Bedürfnisse des Körpers erfüllen werden, besonders, wenn sie miteinander kombiniert werden.

Die gegenwärtige empfohlene Tagesmenge in den USA, die in diesem Buch verwendet wird, also 74 g Eiweiß täglich, liegt weit über der Menge, die für das Aufziehen eines Kindes nötig ist. Die WHO ist wahrscheinlich realistischer bei ihrer Empfehlung von 44 g während der Schwangerschaft und 39 g während der Stillzeit (24). Dennoch kann ein bißchen „zuviel" an Eiweiß, besonders in den letzten Monaten der Schwangerschaft, nicht schaden.

Fakt ist: Die vermehrte Flüssigkeitsspeicherung im Körper in Verbindung mit Bluthochdruck, Präeclampsie oder Schwangerschaftsvergiftung genannt, wird mit einer unzureichenden Eiweißaufnahme assoziiert. Medizinische Studien an 775 veganen Müttern zeigen, dass dieser gefährliche Zustand bei ihnen unwahrscheinlich ist, möglicherweise dank des hohen Eiweißgehaltes und anderer Faktoren (weniger arachidonische Säure usw.) bei der veganen Kost (25). Daher ist eine Ernährungsweise, die reich an eiweißhaltigen Lebensmitteln ist, ratsam, besonders im letzten Drittel der Schwangerschaft.
Tipp: Nussmischungen, mit Tofu belegte Brote, Bohnensuppen und gedünstetes grünes Gemüse!

Heißt das nun, zum Prote-

Eiweißpyramide

Volle Körner: brauer Reis, Gerste, Hirse, Pasta, Müsli, Hafer, Mais, Couscous

Rührtofu-Omelett, Maistacos mit Pintobohnen, Haferbrötchen mit Sojamilch, Brauner Reis mit grünen Erbsen und Tofu, Tempeh Burger auf Vollkornbrötchen, Vollkornbrot mit Erdnußmus und Marmelade.

Nudeln mit Sesamsamen, Haferflocken mit Sonnenblumenkernen, brauner Reis mit Mandeln und Cashews, Avocado, Sprossen und Mandelmus auf Vollkornbrot, Mais- oder Weizenflocken mit gehackten Mandeln und Haselnüssen, Kichererbsenhummus (mitTahin) auf Pita.

Hülsen früchte: Kichererbsen, Sojabohnen (Tofu), Linsen, Mungobohnen, Alfalfasprossen, Kidneybohnen.

Tofu-Joghurt mit Walnüssen, Tofuburger mit grünen Bohnen und Mandeln, Sonnenblumen-Mandel-Pate und Sprossen auf Pita fleischloser Braten mit Tahinsoße.

Nüsse und Samen: Sonnenblumen kerne, Sesam (Tahin), Nußmuse, Erdnüsse, Mandeln Cashews, Kürbiskerne, Walnüsse inrechenkünstler werden zu müssen? Entspannen Sie sich! Die Vorstellung, dass pflanzliche Eiweiße nicht „komplett“ sind und einige Aminosäuren entbehren, hat sich als Mythos entlarvt. (26) Die Natur macht einfach keine Sojabohne, Kartoffel und kein Getreidekorn, ohne dabei alle Aminosäuren (die „Bausteine“ des Eiweißes) zu verwenden, die vom Stoffwechsel des Menschen benötigt werden (27). Obwohl Kombinationen der Hauptnahrungsmittel tatsächlich die Qualität und Menge der verwertbaren Eiweiße vergrößert, ist es offensichtlich geworden, dass es nicht nötig ist, bei jeder Mahlzeit Eiweiße zu kombinieren. Wie Ernährungswissenschaftler erkannt haben, sind das Eiweiß eines Vollkorntoasts beim Frühstück sowie des Tofus im Auflauf zum Abendessen in ihrer eigenen Art „komplett“ und werden jeweils ihren Weg durch den Körper finden. Allerdings gilt: je größer die Vielfalt an Eiweißquellen, desto besser, da Ihr Gewebe eine möglichst große Auswahl an Aminosäurebausteinen haben sollte. Eiweißreiche Lebensmittel miteinander zu kombinieren bereichert den Nährwert einer Mahlzeit beachtlich.

Nützliche Kombinationen, die die Eiweißvielfalt vergrößern, werden in der folgenden „Eiweißpyramide“ (S.23) angegeben. Dabei handelt es sich um einige der klassischen eiweißreichen Kombinationen der veganen Kost, die vom Eiweißgehalt Fleisch und Milchprodukte ersetzen können. Zwei reichliche Portionen von irgendeiner dieser Kombinationen ergeben durchschnittlich 15 bis ca. 35 g hochwertiges Eiweiß, und werden so einen grossen Anteil des Eiweißbedarfs einer schwangeren Frau oder eines heranwachsenden Kindes decken. Mit grünem Gemüse serviert, Sojamilch oder anderen eiweißreichen Lebensmitteln, sind diese Mahlzeitvorschläge wertvoller Ersatz für Fleisch und werden den Eiweißbedarf der schwangeren Frau sicherstellen.

Eine US-Studie, die sich auf Erkenntnisse aus Beobachtungen von fast 800 veganen Frauen aus dem US-Bundesstaat Tennessee stützt, betont die Wichtigkeit von guter pränataler Versorgung mit pränatalen Vitaminpräparaten und gleichzeitiger ausreichender Eiweißaufnahme. Aufgrund der Erfahrungen der Frauen entwickelten Ernährungswissenschaftler sogenannte „Eiweiß-Hits“, d.h. Nahrungsmittel, die so reich an Eiweiß sind, dass es gar nicht möglich ist, eine Kost von 2000 kcal täglich auf diese Nahrungsmittel aufzubauen, ohne mehr als genügend „komplettes“ Eiweiß zu bekommen (28).

I. Eiweiß-Hits

Getreide:

Brauner Reis, Hafer (Müslis, Haferflocken etc.), Hirse, Mais, Gerste, Bulgur, Weizen (einschließlich Vollkornbrot, Pasta, Müslis, Mehl etc.)

Hülsenfrüchte:

Grüne Erbsen, Linsen, Kichererbsen, Alfalfasprossen, Mungobohnen, und Bohnen aller Sorten (Kidney, Adzuki, Lima, Sojabohnen und deren Produkte wie Tofu, texturiertes Protein, Tempeh, Sojamilch etc.)

Grünes Gemüse:

Brokkoli, Grünkohl, Wising, Kohlrabi, Spinat, dunkelgrüner Salat, Endivien, Romaine, Okra, Zucchini

Nüsse und Samen:

Mandeln, Cashews, Walnüsse, Erdnüsse, Haselnüsse, Pistazien, Pecannüsse, Macadamias, und Nussmuse aus diesen, Sonnenblumenkerne, Sesamsamen (Tahin), Kürbiskerne, Sprossen.

Keine Diskussion über Eiweiß wäre vollständig ohne den wunderbaren Nährwert von Sprossen (maximal 60 g am Tag ist empfehlenswert) zu erwähnen. Alle Samen, Getreide und Hülsenfrüchte können (und einige Experten sagen: sollten) vor dem Verzehr eingeweicht werden. Einweichen bzw. Keimen vergrößert den nutzbaren Eiweißgehalt sehr und erhöht den Anteil an aktiven Vitaminen um einige hundert Prozent (29).

Die Verdaulichkeit von Bohnen und Samen wird ebenfalls sehr verbessert, da die Enzyme, die durch den Keimprozess aktiviert werden, die Stärke zu einfachem Zucker umwandeln. Alfalfa und Mungobohnensprossen, die leicht in einem Gefäß auf Ihrer Fensterbank gezogen oder im Reformhaus oder Bioladen und in gutsortierten Supermärkten gekauft werden können, dienen als wertvolle Garnierungen für Salate und Brote.

Kinder scheinen Sprossen übrigens besonders zu mögen und es macht ihnen einen riesigen Spaß, das „Wachsen" bzw. Keimen der Pflanze mitzuerleben.

II. Mineralstoffe

Wie bei allen anderen Tieren, benötigen auch die Zellen unseres Körpers metallene Stoffe der Erdoberfläche, um richtig zu funktionieren. Drei Mineralien: Kalzium, Eisen und Zink, sind von besonderer Wichtigkeit für die schwangere Frau.

Kalzium

Dieser lebenswichtige Stoff wird für das gesunde Funktionieren von Muskeln, Blut und Knochen der Mutter und des Fötus benötigt. Mit der richtigen Nahrungsmittelauswahl kann der Bedarf der schwangeren Frau an Kalzium mit den vielfältigen kalziumreichen Lebensmittel der veganen Kost gedeckt werden. Die vollwertigen Lebensmittel, die in Anhang I aufgelistet werden, speziell grünes Blattgemüse und Hülsenfrüchte wie Bohnen, Kichererbsen und Tofu, enthalten neben Sesammus (Tahin), Sonnenblumenkernen und Nüssen besonders viel Kalzium. Diese Lebensmittel sollten oft in der vollwertigen veganen Kost erscheinen, und drei ausgewogene vegane Mahlzeiten täglich werden leicht 800-1000 mg Kalzium liefern, besonders, wenn mit Kalzium angereicherte Sojamilch verwendet wird. (30) Wer ganz sicher gehen will, kann auch ein Zusatzpräparat anwenden, vorzugsweise in der Lactat-Gluconat oder Ascorbin-Form, bei der Kalzium mit Vitamin C kombiniert wird. Ein flüssiges oder Pulverpräparat, mit Saft vermischt und durch den Tag hindurch genossen, ist die sanfteste und wirksamste Art, das Kalzium aufzunehmen. Tabletten werden schlechter absorbiert als Flüssigkeit. Um das richtige Gleichgewicht bei Mineralstoffen zu erreichen, sollten die 500 mg Kalzium des Zusatzpräparates auch mit 200-300 mg Magnesium kombiniert werden - beachten Sie die Angaben auf der Packung. Solch ein Mineralstoffzusatz ist für die meisten schwangeren Frauen von weiser Voraussicht, und daher empfohlen. Oft ist ein wenig Kalzium und Magnesium den Standardvitaminzusatzpräparaten beigefügt - und auch hier seien Sie eine bewusste Verbraucherin und beachten Sie die Packungsbeilage. Falls Kalziumzusatzpräparate verwendet werden, versichern Sie sich, dass Sie nicht aus Knochenmehl, Dolomit oder aus Austernschalen hergestellt sind. Diese Substanzen sind oft mit Arsen, Blei oder Quecksilber verseucht, das sich in den Knochen und Schalen von Tieren ansammelt (31).

Kalziumverfügbarkeit

Einige Ernährungswissenschaftler haben die Sorge geäußert, dass nicht alles Kalzium, das durch die Nahrung aufgenommen wird, aus dem Darm in die Blutbahnen absorbiert wird, da es an andere Substanzen in der Pflanze gebunden sein kann (wie u.a. oxalische oder phytische Säure). So wurde vermutet, dass die tatsächliche Menge an nutzbarem Kalzium niedriger sein könnte als die Mengen, die in Nährwerttabellen für oxal-säurereiche Lebensmittel wie Spinat, Cashews und Mandeln angegeben werden. Glücklicherweise erweist sich dieser kalziumhemmende Effekt als eher theoretisch denn tatsächlich. Kalziummangel aufgrund unzureichender Ernährung ist sehr selten (32). Anscheinend wird der menschliche Darm bei einer natürlichen Ernährung, die auf vollwertige pflanzliche Lebensmittel aufgebaut ist und nur mittelmäßig Eiweiß und Kalzium enthält, hinsichtlich der Aufnahme von Kalzium leistungsfähiger. Um ganz sicherzugehen, verwenden Sie reichlich grünes Gemüse wie Brokkoli, Grünkohl, Wirsing, Rüben, Sellerie, Römersalat und Wurzeln wie Rüben und Möhren, die viel Kalzium enthalten und relativ frei von diesen bindenden Substanzen sind.

Diese Gemüse sind ziemlich die

besten „nutzbaren" Kalziumlieferanten in der veganen Kost. Sie sollten häufig in der Ernährung aller schwangeren Frauen erscheinen (und überhaupt bei allen, die ebenfalls eine angemessene Kalziumaufnahme wünschen), z. B. in Form von Salaten, Aufläufen und gedünsteten Beilagen.

Da Kalzium (und wasserlösliche Vitamine) oft in das Kochwasser sickern, ergibt dieses eine kalziumreiche Brühe für Suppen, Salatsaucen und Gemüsepfannen und sollte deshalb aufgefangen werden.

Wichtig: 1 Tasse gekochter Brokkoli oder Grünkohl enthält genauso viel brauchbares Kalzium wie ein 200ml-Glas Milch.

(TIPP: Schmecken Sie das aufgefangene Kochwasser mit Sojasauce und Kräutersalz ab, das gibt eine herrlich kräftige Trinkbrühe für den hungrigen Koch noch beim Zubereiten der Familienmahlzeit. Anm.d.Ü.))

Osteoporose - Kalziummangel oder Eiweißüberschuß

Amerikanern und Europäern wird geraten, dass sie mehr Kalzium zu sich nehmen sollten, um Osteoporose zu verhindern. Dieser krankhafte Zustand geschwächter, brüchiger Knochen wird tatsächlich durch den langsamen, stetigen Verlust des Körperkalziums über den Urin gefördert. Dieser Kalziumverlust ist besonders stark, nachdem eine Mahlzeit aufgenommen wurde, die viel konzentriertes Eiweiß enthielt, wie Fleisch, Geflügel und Fisch. Grund: die Nieren verlieren Kalzium, wenn sie das Blut von überschüssigem Eiweiß reinigen („Eiweißangeregte Hypercalciuria") müssen (34). Die USA und die skandinavischen Länder konsumieren mehr Eiweiß (einschließlich Milchprodukte) als jeder andere Staat. Ihre Einwohner leiden dennoch (oder gerade deshalb?) an mehr Fällen von Osteoporose als in jedem anderen Land. Sie werden nur noch überboten von den Eskimos: Die Ureinwohner des ewigen Eises mit ihrer fisch- und fleischorientierten Ernährung sind führend, was Osteoporoseerkrankungen angeht (35). Dagegen leiden

Tipps zur Eisenversorgung

Nach allem, was wir zu Eisenmangel bisher erfahren haben, könnte eine angemessene Strategie zur genügender Eisenzufuhr bei veganer Ernährung so aussehen:

1. Betonung von eisen- und Vitamin-C-haltigen Nahrungsmitteln.
2. Bestimmung des Hämoglobinwertes der Betroffenen zu Beginn der Schwangerschaft (nach 2 bis 4 Wochen wiederholen!):

a) falls der Hämoglobinwert über 14g/dl bleibt, reicht die natürliche Eisenzufuhr in der Nahrung. Zusatz-Präparate sind nicht nötig.

b) ein Abfallen des Werts auf 12g/dl gibt dagegen Anlass zur Sorge, und ist ein Anzeichen dafür, mehr Vitamin C- und eisenhaltige Lebensmittel in die Ernährung einzuschiessen. Dabei ist Eisengluconat, angereichert mit Vitamin C, wahrscheinlich die effektivste und verträglichste Art der Zusatzgabe von Eisen. Insgesamt sollten die Zusatzgaben auf höchstens 60mg elementares Eisen täglich beschränkt sein.

Übrigens: Das Kochen in gusseisernen Pfannen und Töpfen hat sich als effektive Methode erwiesen, den Eisengehalt gekochter Lebensmittel zu steigern (36).

Veganer außerordentlich selten an Osteoporose. Die vegane Art der Ernährung, frei von belastenden Eiweißmengen des Fleisches, bewirkt viel weniger Kalziumverlust im Körper. Diese Befunde unterstreichen nicht nur die Gefahr überschüssigen Eiweißes in der Ernährung, sondern weisen auch darauf hin, dass der Konsum von Milchprodukten keinen Schutz vor Knochenporösität bietet. Veganerinnen und Veganern scheint es bei 600-800 mg Kalzium am Tag gut zu gehen. Die schwangere Frau dagegen sollte großzügig sein bei kalziumreichen Lebensmitteln. 1000 mg Kalzium sind das Minimum, besser ist es, diese Marke durch

Verwendung von Zusatzpräparaten zu überschreiten.

Eisen

Der Eisenbedarf ist in der Schwangerschaft wesentlich größer, da Mutter wie Säugling damit beschäftigt sind, ständig neues Blut zu bilden. Empfohlen sind ca. 50 bis 60 mg täglich (normal 18 mg). Einige Frauen absorbieren einen grossen Anteil des Eisens, das sie durch die Nahrung zu sich nehmen, andere hingegen nur einen kleinen Anteil (fragen Sie ihren Arzt, zu welcher Gruppe Sie gehören). 10 % ist der übliche Absorbierungsanteil bei Eisen, er wird jedoch geringer, wenn Sie Milchprodukte zu sich nehmen. Auch rotes Fleisch zu essen ist nicht das richtige Mittel, um den immer häufiger auftretenden Anämiefällen (zu wenig rote Blutkörperchen) vorzubeugen, zumal die meisten schwangeren (und nicht-schwangeren) Frauen, die an Eisenmangel leiden, rotes Fleisch essen. (Eisenmangel kommt nach neuesten Studien bei Fleischesserinnen ebenso häufig vor wie bei Vegetarierinnen und Veganerinnen. Anm.d.Ü.) Viel geeigneter sind: grünblättriges Gemüse, Rosinen, Vollkorn (Weizen, Hafer, Gerste, Hirse, Mais, Reis, etc. und aus ihnen hergestellte Nahrungsmittel wie Vollkornbrot, Nudeln, Getreideflocken etc.), Nüsse, Samen, Hülsenfrüchte, Sorghum (auch unter dem Handelsnamen Mohrenhirse erhältliches Getreide), Melasse und getrocknete Früchte (Aprikosen etc.). Sehr wichtig hierbei ist, dass Vitamin C die Aufnahme von Eisenaus den Nahrungsmitteln sehr erhöht: daher sind grünblättrige Gemüse (die in der veganen Ernährung im Überfluss vorhanden sind, und sowohl Eisen als auch Vitamin C enthalten) besonders wertvolle Nahrungsmittel während einer Schwangerschaft.

60 mg Vitamin C erhöht die Eisenaufnahme im Körper um das fünffache! Daher sind Vitamin-C-haltige Nahrungsmittel - Steckrüben, Broccoli, Brüsseler Sprossen, Kartoffeln, Paprika, Tomaten und Kohl – sehr geeignet, um sie mit eisenhaltigen Nahrungsmitteln zu kombinieren.

Grundsätzlich gilt: Der Verzicht

auf Gemüse und Obst, gepaart mit dem reichlichen Verzehr von Milchprodukten und Fleisch können schädlich wirken und zu Mangelerscheinungen führen. Diesen Mangel mit Eisentabletten zu bekämpfen, ist nicht unbedingt anzuraten. Eisentabletten können zu Magenproblemen führen und im Extremfall für Mutter und Fötus sogar giftig sein. Zusammengefasst ist die Vorbeugung, Erkennung und Behandlung von Anämie eine klinische Situation, andersartig bei jeder Frau, und abhängig von ihrer Fähigkeit, Eisen zu absorbieren. Jede Frau sollte sich mit ihrem Arzt beraten.

Zink

Zink ist für die Gesundheit der schwangeren Frau und des sich entwickelnden Säuglings in ihrer Gebärmutter lebenswichtig. Glücklicherweise befindet sich Zink in Vollkorngetreide, grünem Blattgemüse, Pilzen, Nüssen, Kernen, Samen (besonders Sesam/Tahin), Hülsenfrüchten, Tofu, Miso, Weizenkeimen, Nährhefe und angereichertem Frühstücksgetreide. Diese Nahrungsmittel sollten den gesamten Zinkbedarf der Frau decken. Allerdings sollte als zusätzliche „Versicherung" täglich oder an jedem zweiten Tag ein pränatales Vitamin/Mineralstoffpräparat (15-30mg elementa-

EXKURS: Nährhefe

Nährhefe ist ein Hefe-Lebensmittel, ist auf einem mit B 12 angereichertem Boden gewachsen und ein angenehm schmeckendes, gelbes Puder (als Hefeflocken im Reformhaus/Bioladen erhältlich). Sie ist eine vielseitige Zutat und kann Soßen und Aufläufen beigemischt und über Salate, gedünstete Gemüse usw. gestreut werden, um „käsigen" Geschmack und Beschaffenheit zu verleihen. Ein Esslöffel enthält bis zu vier Millionstel eines Gramms Vitamin B 12. Die meisten Menschen, selbst die, die empfindlich auf Hefe reagieren, können Gerichte, die mit Nährhefe zubereitet wurden, geniessen. Da der tatsächliche Gehalt an Vitamin B 12 in Nährhefe jedoch variieren kann, sollte dieses Produkt nicht als einzige Vitamin B 12-Quelle dienen.

res Zink) eingenommen werden.

Vitamine

Die für die menschliche Gesundheit benötigten Vitamine, außer B 12 und D - über diese später mehr - kommen in dunkelgrünem Blattgemüse, in gelbem Gemüse sowie in vielen Früchten vor. Für eine angemessene Vitaminversorgung ist die Aufnahme großzügiger Mengen an frischen Salaten, rohem und gedünstetem grünen und gelben Gemüse und frischem Obst ausschlaggebend.

Wo Vitamine vorkommen

Für einen gesunden Zellstoffwechsel in den Nerven, Muskeln und im Blut benötigt Ihr Körper zwei Vitamingruppen: die wasserlöslichen und die fettlöslichen Vitamine.

Wasserlösliche (nicht gespeichert, täglich benötigt): Der „B-Komplex" B1 (Thiamin), B2 (Riboflavin), B6 (Pyridoxin), Cholin, Biotin, Folsäure und andere aus dem B-Komplex sowie Vitamin C kommen vor in: Grünem Gemüse, Alfalfasprossen, Avocados, grüne Bohnen, Brokkoli, Mangold, Rosenkohl, Kohl, Grünkohl, Gurken, Endivien, Wirsing, Lauch, Paprika, Römersalat, Spinat, Sprossen (Mungobohnen etc.), Rübengrün, Nährhefe (Vitamin B12), Obst: Melonen (enthalten auch Vitamin A), Zitrusfrüchten: Orangen, Grapefruits etc. (für Vitamin C)

Fettlösliche (in der Leber gespeichert, 3 bis 5mal die Woche benötigt): Vitamin A, E, essentielle Fettsäuren kommen vor in: gelbem Gemüse und ölreichen Nahrungsmitteln, Karotten, Mais, Kürbis, Süßkartoffeln, Mandeln, Maiskeimöl, Leinsamenöl, Distelöl, Sonnenblumenkernen, Sesamsamen (Tahin), Vollkorngetreide.

Die Einbeziehung dieser frischen Früchte und Gemüse sollte den Bedarf an Präparaten erheblich reduzieren, ganz überflüssig machen kann man sie nicht. In jedem Fall sollte man folgendes zu sich nehmen: gedünstetes grünes und gelbes Gemüse, großzügige Mengen an gemischten Salaten, die frisches dunkelgrünes Blattgemüse enthalten und einige Möhren für Spurenelemente. Leider ist jedoch auch das Gemüse, dass am frischesten aussieht, nicht unbedingt wirklich frisch.

Fakt ist, dass der Vitamingehalt der meisten Gemüsesorten nach dem Zeitpunkt des Erntens stark vermindert wird und die gegenwärtige Gemüseproduktion bestimmte Langzeitlagerungstechniken nutzt, um einen transnationalen Transport der Produkte zu ermöglichen.

So könnte ein bestimmter Salat oder eine grüne Paprika schon viele Tage alt sein, bevor sie im Supermarktregal liegen. Viele wichtige Vitamine sind vielleicht ganz verloren oder nur noch teilweise vorhanden. Darum wird die maßvolle Verwendung von Zusatz-Präparaten empfohlen.

Bedenken Sie jedoch, dass bei Vitaminen und Mineralstoffen sowie bei Eiweiß mehr nicht unbedingt besser ist. Übermäßige Mengen an Vitamin A, D, B 6 und Eisen können sogar toxisch für Mutter und Fötus sein (37). Die schwangere Frau sollte nicht mehr als eine pränatale Tablette täglich zu sich nehmen, und da die vegane Kost einen hohen Vitamingehalt hat, sollte eine Tablette 2 bis 3 mal die Woche genügen.

Vitamine von besonderem Interesse

Vitamin B 12

Dieses Vitamin ist notwendig für die Blutzellenbildung und die Nervenfunktion. Es wird in winzigen Mengen benötigt; durchschnittlich 3 Millionstel eines Gramms täglich sollte für einen Erwachsenen ausreichen, schwanger oder nicht. Die Leber speichert einen 3 bis 5 Jahre reichenden Vorrat an Vitamin B 12 und fungiert so als guter „B 12-Puffer" für den Körper. Folglich muss man das Vitamin nicht täglich einnehmen. Vitamin B 12 (in seiner aktiven Form - Cynacobalamin) alle paar Tage zu sich zu nehmen, oder sogar wöchentlich, wird ausreichen.

Wer sagt, man müsse Fleisch essen um Vitamin B12 zu bekommen, weiß es nicht besser. Kein Tier produziert dieses Vitamin. Vitamin B 12 wird von Bakterien hergestellt, die in der Erde und an fermentierten Nahrungsmitteln wachsen. Es kommt in Rinderleber und anderen Fleischprodukten vor, weil die Kuh Pflanzen gegessen hat, an denen Erdpartikel mit Vitamin B12 hafteten oder Wasser getrunken hat, das das von Bakterien hergestellte Vitamin enthielt. Das Vitamin B12, das die Kuh mitgegessen hat, wird in ihrer Leber und in ihren Muskeln gespeichert. Es ist darum wahr, dass der Mensch für seine Vitamin B12-Versorgung eine Kuh töten und ihre Leber und Muskeln essen kann. Es ist aber genauso wahr, dass es wesentlich sanftere und weniger teure Möglichkeiten für den Menschen gibt, diesen Nährstoff zu erhalten.

Vegan lebende Menschen, die keine Präparate nehmen, haben selten einen Vitamin B12-Mangel, wahrscheinlich, weil sie es aus zwei unauffälligen, aber wichtigen Quellen erhalten:

1. Es gibt Bakterien im menschlichen Körper, die Vitamin B12 herstellen, und zwar sowohl im Speichel und im Mund als auch in der Galle, der Leber und im Darm (38). Die meisten Menschen können die Produkte dieser natürlichen „Vitaminerzeuger", die im eigenen Darm leben, absorbieren.

2. Die heutige vegane Kost schließt häufig Lebensmittel ein, die mit Vitamin B12 angereichert worden sind, zum Beispiel angereicherte Frühstücksgetreide, Sojamilch, Sojafleisch und Hefeflocken. Die Frau, die diese angereicherten Produkte regelmäßig verwendet (oder ein pränatales Vitaminpräparat nimmt, das Vitamin B 12 enthält), kann sich sicher fühlen, dass sie ihren Bedarf an diesem Vitamin deckt (39) Eine praktische Art, die Vitamin B 12-Zufuhr für die ganze Familie zu sichern, ist, einige 25-50 mg Tabletten eines B 12-Präparates zu zermahlen und kleine Mengen hiervon Saucen, Sojamilch, Säften und Fruchtpürees ein paar Mal die Woche beizugeben.

Wichtig: Achten Sie darauf, dass das Vitamin B 12 aus rein pflanzlichen Quellen (Bakterien) bezogen worden ist, und nicht aus Rinderleber oder anderen Schlachtprodukten.

Vitamin D

Vitamin D ist eigentlich gar kein Vitamin, sondern ein Hormon, das in unserem eigenen Körper hergestellt wird. Vitamin D wird hergestellt, wenn die Sonne auf unsere Haut scheint und eine fettige Substanz namens Ergosterol aktiviert. Das Ergosterol wird zu aktivem Vitamin D umgewandelt, und wenn es im Blut durch die Wand des Dünndarms fließt, lässt es uns Kalzium aus der Nahrung in den Blutfluss aufnehmen. So ist Vitamin D eng mit dem jeweiligen Kalziumgleichgewicht verbunden.

Sonnenlicht ist so effektiv für die Herstellung von Vitamin D, dass 15 Minuten Sonnenbestrahlung auf Gesicht und Hände reichen, um den Tagesbedarf zu decken. Da Vitamin D in der Leber gespeichert wird, sollte ein Sommer mit mittelmäßiger Sonnenaussetzung den gesamten Bedarf an Vitamin D decken, um auch für den Winter zu reichen. Wenn kurze Sonnenbestrahlungen möglich sind, müsste man nicht Vitamin D zusätzlich durch die Nahrung aufnehmen.

Für eine schwangere Frau, die in einem sehr kalten Klima lebt, könnte eine angemessene Sonnenbestrahlung ein Problem darstellen. Sie sollte täglich spazierengehen oder zumindest versuchen, in der Nähe eines offenen Fensters zu sitzen. Ist direkte Sonnenbestrahlung nicht möglich, so empfiehlt sich die Verwendung eines Zusatzpräparates, meist in Form pränataler Vitamintabletten.

Bei der Deckung des Vitamin D-Bedarfs durch die Nahrung (anstatt durch Sonnenbestrahlung) sind 400 IE Vitamin D täglich durch Nahrungsmittelquellen mehr als genug für eine schwangere Frau. Ein Zusatzpräparat sollte nicht mehr als diese Menge enthalten, da überschüssiges Vitamin D giftig für die Mutter und den sich entwickelnden Fötus sein kann (40).

Wichtig: Achten Sie auch bei Vitamin D darauf, dass es aus pflanzlichen Quellen stammt (Ergocalciferol) anstatt aus Rinderleber oder Fischlebertran (Cholecalciferol). Lesen Sie das Etikett oder fragen Sie in der Apotheke oder im Reformhaus, wenn Fragen zu der Vitaminquelle offen sind.

Olivenöl ist das beste Öl, weil es viel ungesättigte Fettsäuren enthält

Übrigens enthält Kuhmilch von Natur aus gar kein Vitamin D; es wird in der Molkerei hinzugefügt. Mit Vitamin D angereicherte

Sojamilch ist in Bioläden, Reformhäusern und größeren Lebensmittelmärkten erhältlich und kann als Milchersatz dienen (in Deutschland bisher nicht! Anm.d.Ü.).

Folsäure

Dieses Vitamin, notwendig für die Entwicklung des Nervensystems des Säuglings, kommt in der veganen Kost reichlich in dunkelgrünem Blattgemüse, Nährhefe und Datteln vor. So erreichen Veganer die empfohlene Tagesmenge von 1mg locker. Ein pränatales Vitaminpräparat sollte mindestens 1mg Folsäure (oder „Folat") enthalten.

Vitamin B6

Notwendig für viele lebenswichtige energieproduzierende Reaktionen kommt Vitamin B 6 (Pyridoxin) in grünem Gemüse, Getreide, Hülsenfrüchten und Nährhefe vor. Eine angemessene Zufuhr von Vitamin B 6 ist für Gemüse- und Obst-Fans kein Problem. Ein gutes pränatales Vitaminpräparat sollte mindestens 5 (bis 25) mg enthalten, aber Vorsicht: zuviel zusätzliches Vitamin B 6 kann giftig für die Mutter und für den Fötus sein.

IV. Fette: Essentielle Fettsäuren

Die schwangere Frau benötigt Fette in ihrer Ernährung als Energiequelle und weil sie und ihr sich entwickelndes Kind Fette benötigen, um lebenswichtige Organe, wie Gehirn, Herz und Nieren aufzubauen und aufrechtzuerhalten. Glücklicherweise kommen die einzigen beiden Fettsäuren, die lebenswichtig für Menschen sind (Linolsäure und Linolensäure), reichlich in vielen pflanzlichen Quellen vor. Um hier einige zu nennen: Vollkorngetreide, Hülsenfrüchte, Avocados, Nüsse und Nussmuse wie Mandel-, Erdnuss- und Sesammus (Tahin) sowie raffinierte Öle wie Oliven- und Distelöl. Es gibt keinen Grund dafür, dass eine schwangere Frau tierische Fette essen müsste, und es gibt sehr gute Gründe dafür, es nicht zu tun.

Tierische Fette, wie die im Rindfleisch und die gelben Streifen im Huhn, die weissen Flecken in Würstchen und im Frühstücksfleisch und das Butterfett im Käse, Eis und anderen Milchprodukten können die schwangere Frau im Übermass zunehmen lassen. Starke Gewichtszunahme ist eine Gefahr während der Schwangerschaft, da jedes zusätzliche Kilogramm die Gefahr, an Diabetes und hohem Blutdruck zu erkranken, erhöht. Falls operative Eingriffe aus irgendeinem Grund notwendig werden, erleiden die übergewichtigen Patienten häufiger Komplikationen während der Narkose und der postoperativen Erholung (41).

Das beste Öl für den täglichen Gebrauch in Salatsaucen, Backrezepten usw. ist Olivenöl, da es ausgewogene Mengen gesättigte und ungesättigte Fettsäuren enthält, die leicht verträglich sind und den Arterien nicht schaden. Distelöl ist etwas teurer und auch für den täglichen Gebrauch geeignet, um geschmolzene Butter zu ersetzen. Leinöl und Rapsöl sollten vermieden werden, da sie Schadstoffe enthalten wie Gossypol und erusische Säure, die die Organe schädigen können (Andere Quellen raten gerade zu Raps- und Leinöl wegen ihres günstigen Ölsäureverhältnisses und ihrem hohen Omega3-Gehalts; erkundigen Sie sich in Ökotestheften über die Qualität der verschiedenen Öle. Anm.d.Ü.).

Was also gibt es zum Abendessen?

Vegane Kost ist nicht nur gesund und schmeckt gut, sie ist auch leicht zubereitet. Nachdem Sie ein Gericht ein oder zwei mal zubereitet haben, stellt die Herstellung auch für den Laienkoch kein Problem mehr dar. Viele Nahrungsmittel, z. B. Getreidegerichte wie Bratlinge und Lasagne, können gekühlt oder tiefgefroren werden. Salate und Brote schmecken auch noch, wenn sie bereits am Vortag zubereitet wurden. Reste einer veganen Mahlzeit halten sich im Kühlschrank viel länger als Fleischgerichte und können bequemerweise als Basis für darauffolgende Mittagessen, Abendessen und Zwischenmahlzeiten dienen. Sogar das Aufräumen nach einer veganen Mahlzeit ist angenehmer, ohne die schmierigfettigen Fleischüberreste (und -gerüche!) in der Küche.

Öl sollte in dunklen Flaschen gekauft und aufbewahrt werden, denn Licht lässt Öl schneller ranzig werden. Das Öl sollte kaltgepresst sein, da diese Technik bei der Ölgewinnung weniger schädigende Nebenprodukte wie freie Radikale freisetzt. Die hitzebeständigsten Öle sind die gesättigten, z.B. Kokosnuss- und Palmöl, die in kleinen Mengen zum Fritieren/ Braten geeignet sind.

Produkte, die gehärtete Pflanzenöle enthalten, besonders in kommerziellen Backwaren, Chips, Süßigkeiten usw., sollten aufgrund ihres ungesunden Gehalts an freien Radikalen und unnatürlicher Transfiguration völlig vermieden werden.

Veganer haben meist keine Schwierigkeiten, ihren Bedarf an essentiellen Fettsäuren zu decken. Wenn sie doch Anzeichen eines Ölmangels feststellen: trockene Haut, Schuppen, Schuppenflechte, glanzloses Haar usw., sollten sie mehr Distelöl und Olivenöl verwenden. Vorsicht allerdings davor, Ihr Essen zu „überfetten".

V. Kohlenhydrate

Getreide, Brote, Kerne, Nüsse, Obst und stärkehaltige Gemüse enthalten reichlich Kohlenhydrate. Sie stellen die Grundlage der meisten veganen Mahlzeiten dar.

Kartoffeln sind mit ihrem hochwertigen Kohlenhydrat- und mittelmäßigem Eiweißgehalt ein beinahe perfektes Nahrungsmittel. Auf einer einsamen Insel gestrandet wären Kartoffeln die beste Wahl als Nahrungsmittel. Kohlenhydrate sind die besten Freunde der schwangeren Frau und des sich entwickelnden Kindes.

Denken Sie daran, dass Kohlenhydrate der Haupttreibstoff sind, der von unseren Körperzellen verbrannt wird. Entgegen den Mythen über Stärke werden Nahrungsmittel, die reich an komplexen Kohlenhydraten und Ballaststoffen sind, wie Kartoffeln, Vollkornbrot und Nudeln, eine schwangere Frau nicht dick machen. Einer der Vorteile der veganen Kost ist, dass der Mensch großzügige Mengen schmackhafter Lebensmittel geniessen kann, ohne sich um die Gürtellinie Sorgen zu machen.

VI. Wasser

Der Schwangerschaftszustand ist ein „wässeriger". Die schwangere Frau braucht mehr Wasser als üblich, um Blut für sich selbst und das Kind zu bilden, so wie für die 3 bis 6 Liter amniotische Flüssigkeit in der Gebärmutter. Reines Wasser sollte den ganzen Tag hindurch konsumiert werden - versuchen Sie es mit 4 bis 6 0,25l Gläsern täglich.

Denken Sie auch daran, dass Säfte hauptsächlich aus Wasser bestehen und dass das meiste Obst und Gemüse zu 85% bis 97% aus Wasser besteht. So wird reichlich Wasser bei dem Genuss von frischen Lebensmitteln (Salate, Obstschale etc) konsumiert. Dennoch sollten Sie immer wieder am Tag mal zu einem Glas Obstsaft, Sojamilch, Nussmilch, Tee oder reinem Wasser greifen. Erstens schmeckt es und zweitens: Schaden kann es nie!

Kochtipps: 2 Tage gesund und vegetarisch

1.Tag:

Frühstück:

3/4 Tasse Vollkornmüsli, garniert mit Obst, gehackten Mandeln und Rosinen, mit 1/2 Tasse Sojamilch oder frisch verrührter Sonnenblumenmilch

Eiweiß: 8g KALZIUM: 100mg EISEN: 2mg

Mittagessen:

Grüner Salat mit frischen Karotten, 1/4 Tasse Alfalfasprossen, Tahinsauce; Tofu (120g)-Brot - 2 Schnitten Vollkornbrot, garniert mit Salatblatt, Tomaten, Tofunaise

Eiweiß: 30g KALZIUM: 440mg EISEN: 10mg

Abendessen:

Suppe (1 Tasse) - Bohnen/Gerste/Gemüse etc.. Grüner Salat mit italienischem Dressing. Gemüse/Getreidekombination als Hauptgericht (200g Portion) (mit einer beigefügten Hülsenfrucht, wie Tofu, Linsen, Bohnen, Sprossen, Kichererbsen etc.) zum Beispiel: Tofu/Hirsebraten mit Möhren, Zwiebeln und Paprika oder gebratenes Gemüse orientalische Art mit Tofu und Cashews und 1 Tasse Nudeln oder Reis ; Beilagen: 1 Tasse gedünsteter Brokkoli und/oder Möhren mit einer Sauce aus Hefeflocken

Eiweiß: 32g KALZIUM: 460mg EISEN: 13mg

Zwischendurch:

3/4 Tasse Mandeln und Rosinenmischung den Tag hindurch konsumiert, zusätzlich, wenn erwünscht von folgendem: Obst, gefrorenes Safteis, Obst oder Gemüsesäfte, Obstpürees, vegane Backwaren - Apfelkuchen, Bananenbrot etc., Popcorn etc.

Eiweiß: 5g KALZIUM: 200mg EISEN: 5mg

2. Tag

Frühstück:

4 Vollkornweizenpfannkuchen mit Ahornsirup und/ oder Fruchtaufstrich (Apfelbutter, Pfirsichkompott etc.) 120g Glas Sojamilch, Obstsaft, Kaffee-Ersatz (Gerstenkaffee, Caro etc.) oder Kräutertee

Eiweiß: 18g KALZIUM: 180mg EISEN: 2mg

Mittagessen:

Eine Schüssel gemischter Salat, 2 EL Tahinsauce, Brot (2 Scheiben Vollweizenbrot, Pumpernickel, Roggenbrot oder Vollkornpitabrot) mit 1/2 Tasse Hummus (Kichererbsenaufstrich), Salat, Tomaten, 1/4 Tasse Alfalfasprossen, Zwiebeln oder 2 EL Erdnussmus mit Banane und Rosinen, 120g Glas Sojamilch

Eiweiß: 27g KALZIUM: 400mg EISEN: 10mg

Abendessen:

Mittlerer grüner Salat, Essig/Hefeflockensauce, 200g Vollkorn- oder Artischockenspaghetti mit Tomatensauce (mit Tofu und Pilzen); 2 Scheiben Vollkornbrot mit Knoblauchaufstrich oder eine Schüssel (250g) vegetarisches Chili (mit viel roten Bohnen) mit Tofu, 1 Tasse gedünsteter Grünkohl und gelber Kürbis, mit Tomatensauce oder Pilzsauce

Eiweiß: 28g KALZIUM: 420mg EISEN: 13mg

Zwischendurch:

3/4 Tasse Mandeln und Rosinenmischung und von dem folgenden nach Wunsch: 3 Erdnußmus/ Haferkekse, 120g Schüssel Haferflocken mit Sojamilch, vegane Backwaren, Grüne Salate

Eiweiß: 5g KALZIUM: 5 mg EISEN: 5mg

Jeder dieser Tage versorgt Sie mit mehr als 75g hochwertigem Eiweiß, über 1200mg Kalzium und mindestens 30mg Eisen. Dies deckt den Tagesbedarf einer Schwangeren locker. Na dann: guten Appetit!

KAPITEL 2

Ernährungsregeln

✓ Bevorzugen Sie frische, rohe Lebensmittel (Salate, Obstsalate, Sprossen) anstatt auf zu viel gekochte Lebensmittel zu setzen. Für Kinder sollten Sie öfter Obst oder Gemüse pürieren oder mixen, z.B. rohe Äpfel als Apfelmus.

✓ Kochen Sie Ihr Essen nicht tot. Leicht gedünstetes Gemüse ist empfehlenswerter als gebratenes oder bei hohen Temperaturen gekochtes Gemüse.

✓ Vermeiden Sie exzessive Mengen Kochöle und ölhaltige Lebensmittel, sowie gehärtete Fette, die in Margarinen und Gebäck verwendet werden.

✓ Stärke (Kartoffeln, Getreide, Nudeln etc.) sollte die Hauptquelle für Energie (Kalorien) in Ihrer Ernährung sein, und der Mittelpunkt mindestens einer Mahlzeit täglich. Wenn Sie mit der ewigen Frage ihre Küche betreten: „Was soll ich heute Abend kochen?“

✓ Bevorzugen Sie frische, rohe Lebensmittel (Salate, Obstsalate, Sprossen) anstatt auf zu viel gekochte Lebensmittel zu setzen. Für Kinder sollten Sie öfter Obst oder Gemüse pürieren oder mixen, z.B. rohe Äpfel als Apfelmus.

✓ Kochen Sie Ihr Essen nicht tot. Leicht gedünstetes Gemüse ist empfehlenswerter als gebratenes oder bei hohen Temperaturen gekochtes Gemüse.

✓ Vermeiden Sie exzessive Mengen Kochöle und ölhaltige Lebensmittel, sowie gehärtete Fette, die in Margarinen und Gebäck verwendet werden.

✓ Stärke (Kartoffeln, Getreide, Nudeln etc.) sollte die Hauptquelle für Energie (Kalorien) in Ihrer Ernährung sein, und der Mittelpunkt mindestens einer Mahlzeit täglich. Wenn Sie mit der ewigen Frage ihre Küche betreten: „Was soll ich heute Abend kochen?“

erinnern Sie sich doch an die bewährte „Mahlzeitformel" für ein eiweißreiches, ausgewogenes Essen, die so einfach ist: 1. Salat mit Dressing 2. Hauptgericht: Getreide- und Hülsenfrüchtekombination 3. Beilagen: grünes und gelbes Gemüse (leicht gedünstet, mit Sauce serviert).

✓ Merken Sie sich für die Planung einer Mahlzeit, dass Salate und Suppen gute Vorspeisen sind und zur Attraktivität und zum Nährwert beitragen. Sie können ebenfalls gut mit mineralstoffreichen Meeresgemüsen wie Kombu, Aramé und Nori (die es in Ihrem Naturkostladen gibt) ergänzt werden.

✓ Sehr wichtig: Finden Sie heraus, welche Nahrungsmittel Ihre Familie am liebsten mag (Kartoffelsalat, Nudeln etc.) und bereiten Sie sie oft zu. Machen Sie sich mit Gewürzen und Kräutern vertraut, um Gerichte schmackhaft zu machen.

✓ Die folgenden Nahrungsmittel sind sehr nützliche Zutaten der veganen Küche: Vollkorngetreide, Hülsenfrüchte, Tahin (Sesammus), Tofu, Tamarisauce, und Hefeflocken, die es alle im lokalen Reformhaus/Bioladen gibt. Oft kann Tahin günstig in armenischen oder griechischen Lebensmittelläden erworben werden (In Deutschland erhält man Tahin in Reformhäusern, Bioläden und „beim Türken". Anm.d.Ü.). Die folgenden veganen Zutaten sollten auch nicht fehlen: Kräuter zum Würzen (Oregano, Basilikum, Dill, Petersilie, Schnittlauch etc.), Kräutertees für Getränke und Carob als Schokoladenersatz. Finden Sie eine gute Bezugsquelle für hochwertige Lebensmittel. Durchforschen Sie Ihre Umgebung. Finden Sie die Bauernmärkte, Naturkostläden, Einkaufsgemeinschaften, Marktstände, die Ihren Anspruch auf gutes Gemüse und Obst zu günstigen Preisen und mit einem Minimum an chemischen Pestiziden genügen.

✓ Nehmen Sie an einem vegetarischen Kochkurs teil, die oft an Unis und Volkshochschulen usw. angeboten werden. Ein solcher Kurs wird die Vertrautheit mit dem Einkauf und der Zubereitung vegetarischer Zutaten enorm erhöhen und ist auch ein guter Ort,

Medizinische Anmerkungen

Der Bedarf an vielen Nährstoffen kann sich während der Schwangerschaft ändern. Eine kohlenhydratreiche Ernährung ist während der Schwangerschaft lebenswichtig und hilft dabei, der morgendlichen Übelkeit vorzubeugen. Wie erwähnt, sollte die Menge an eiweißreichen Lebensmitteln in den letzten drei Monaten erhöht werden (mehr Tofu, grünes Gemüse, Hülsenfrüchte etc.) um zusätzlichen Schutz vor Präeclampsie zu bieten (Vergiftungen während der Schwangerschaft). Der Körper sendet in der Schwangerschaft viele Botschaften aus, die den Bedarf an bestimmten Nahrungsmitteln sowie an Bewegung und emotionaler Unterstützung ausdrücken. Diese Botschaften sollten beachtet und in einer gesunden Weise befolgt werden. Eine Frau könnte sich nach irgendeinem veganen Nahrungsmittel sehnen und merken, dass sie ein besonderes Verlangen nach den Nahrungsmitteln hat, die Erdmineralien enthalten, wie Eisen, Zink und Selen. Pilze, Hefe und Wurzelgemüse enthalten diese Mineralstoffe und sollten regelmäßig konsumiert werden.

um Bekanntschaften mit anderen ernährungsbewussten Menschen zu machen. Legen Sie sich vegetarische bzw. vegane Lektüre zu.

Anmerkungen zum Getreide

Bei der Planung veganer Mahlzeiten mit ihrer Fülle an verschiedenen Zutaten sind einige Grundformeln nützlich. Getreide und Getreideprodukte sollten den größten Teil der meisten Mittag- und Abendessen ausmachen. Der vegane Koch oder die Köchin sollte mit der Zubereitung von Getreide zurechtkommen, da sie einen hohen Nährwert haben, preiswert, sättigend und leicht zuzubereiten sind. Reis, Gerste, Hirse oder Quinoa können in Suppen, Gemüseaufläufen oder Getreidebratlingen verwendet werden. Sie sind eine zuverlässige, eiweißreiche Ergänzung zu Gemüse und Hülsenfrüchten.

Bei den meisten Getreidearten werden für das Grundrezept zwei Teile Wasser mit einem Teil Getreide zum Kochen gebracht und bei geschlossenem Deckel und niedriger Hitze geköchelt, bis das Wasser aufgesogen ist. Wenn das Getreide fertig ist, vom Herd nehmen, den Deckel abnehmen und ohne es nochmal umzurühren, abkühlen lassen.

Die folgenden Variationen werden jedes Getreidegricht schmackhafter machen. Diese Vorschläge funktionieren gleich gut bei braunem Reis, Hirse, Bulgur, Gerste, Quinoa, CousCous usw.

✓ Nüsse dem Kochwasser beigeben (Walnüsse, Pecan, einige Erdnüsse etc.) und das Getreide mit den Nüssen kochen.

✓ Einige Kerne dazugeben (Sonnenblumenkerne, Sesam, Kürbiskerne, Kümmel). Sie können die Kerne im Ofen leicht anbraten, bevor Sie sie ins Kochwasser geben. So ergibt sich ein interessanter, exotischer Geschmack.

✓ Das Getreide mit Gemüse kochen - Zwiebeln, Mais, Sellerie, Kürbis oder Wurzelgemüse wie

Karotten, Pastinaken etc. hacken.

✓ Gewürze und Kräuter ins Kochwasser geben - Tamari, Miso, Gemüsebouillon, oder klassische Gewürze wie Salbei, Basilikum und Oregano.

✓ Getreidekombinationen nehmen - z.B. Reis mit Gerste, Hirse, Roggen, Bulgur oder Haferflocken usw. mischen.

✓ Gekochte Hülsenfrüchte dem Getreide hinzufügen - Bohnen über Nacht einweichen lassen, Wasser morgens abschütten, kochen und vor dem Servieren zu dem Getreide geben.

✓ Getreide kann vor dem Kochen leicht im Ofen angebraten werden, das sorgt für eine feinere Beschaffenheit und nussartigen Geschmack.

✓ Das Getreide mit einer Sauce servieren. Hierzu einige Ideen: Ein stärkehaltiges Nahrungsmittel für die Sauce nehmen, z.B. ein bißchen Pfeilwurzelmehl, Tamari, Wasser und getrocknete Petersilie. Hafermehl, leicht gebräunt in einer Pfanne mit Tamari, Wasser und Gewürzen, ergibt einen guten Grundstock für Saucen. Tomatensaucen und misoartiger Grundstock sind vegane Klassiker, genauso wie Saucen aus Tahin oder Hefeflocken.

✓ Vermehren Sie den wichtigen Spurenelementengehalt Ihrer Ernährung indem Sie gemahlenes Kelp auf Getreide, Salate und Beilagen streuen; lernen Sie, mit Meeresgemüse zu kochen, z.B. Aramé, Dulse oder Kombu (kartoffelähnliche Beschaffenheit) zu Reis, Suppen und Salaten.

✓ Etwas Oliven- oder Distelöl im Kochwasser des Getreides verhindert das Zusammenkleben der Getreidekörner.

Anmerkungen zu Hülsenfrüchten

Obwohl sie nicht wirklich Getreide sind, folgen einige Gedanken zu ihren „Eiweißcousinen“ Bohnen und Hülsenfrüchten.

Ernährungswissenschaftler haben schon lange den Nährwert der Hülsenfrüchte erkannt. Bohnen und deren Verwandte bieten optimale Eiweißqualität, die dem des Fleisches absolut gleichgestellt oder sogar besser ist, während sie viel preiswerter und frei von tierischen Fetten sind. Hülsenfrüchte halten wieder überall Einzug in die Speisepläne.

✓ Um sie am effektivsten zu verwenden, sollten Bohnen über Nacht in einer bedeckten Schüssel oder in einem Topf (nicht aus Aluminium) eingeweicht werden, um sie für die Verwendung in einer Suppe, dem Chili oder dem Auflauf vorzubereiten. Eine Schüssel eingeweichter Bohnen sollte häufiger in der Küche vorzufinden sein.

✓ Das Einweichen von Bohnen über Nacht und das Abgiessen des Einweichwassers werden den Stärkegehalt der Bohnen mindern, wichtige Enzyme aktivieren und Verdauungsprobleme verringern. Das abgeschüttete Wasser enthält einen Bohnenzucker namens Hemicellulose, der hauptsächlich die Entwicklung von Gasen verursacht. Die Bohnen sollten ausreichend weichgekocht und dann in Ihren Lieblingsrezepten verwendet werden.

✓ Bohnen sollten zu Suppen und Getreidegerichten gegeben werden; können einem Paté untergemischt, mit Tamari, Miso, Zwiebeln oder Knoblauch vermischt und auf Tacoschalen, Pitabrot oder Kräckern serviert werden.

✓ Vergessen Sie auch nicht die anderen hervorragenden Mitglieder der „Hülsenfrüchtefamilie“:

Erbsen, gespaltene Erbsen, Linsen, Kichererbsen (Garbanzo), und Alfalfapros-sen. Linsen über Nacht einweichen (oder bis sie weich sind) und zu Salat geben, mit Gemüse in einem Braten kombinieren, oder Linsenbrei (Dhal) machen, um mit Reis, Gemüse und Brot serviert zu werden; Garbanzobohnen einweichen, kochen (oder keimen lassen), zerdrücken und Olivenöl und Gewürze beigeben - ein delikater Brotaufstrich.

✓ Denken Sie daran, dass alle Hülsenfrüchte gekeimt werden können! Dies aktiviert ihre Enzyme; dabei wird die Stärke teilweise abgeschwächt. Keimen ist sehr empfehlenswert, da es den Nährwert und die Verdaulichkeit aller Hülsenfrüchte erhöht.

✓ Tofu findet in vielen veganen Gerichten Verwendung und ist eine bequeme und vielseitig verwendbare Form von Hülsenfruchteiweiß. Tofu ist ebenfalls ein geeignetes „Umstellungsnahrungsmittel" für die, die vom Fleisch abkommen wollen, sich aber nach einer Eiweißquelle sehnen, wo man noch zubeissen kann (Dies gilt wohl weniger für Tofu als für den aus texturiertem Soja hergestellten „Fleischersatz", den es als Granulat, Würfel und große Stücke gibt. Anm.d.Ü.). Der dezente Geschmack von Tofu lässt ihn zu einer wandlungsfähigen Zutat werden, er nimmt den Geschmack jeder Sauce oder jedes Gewürzes an.

Tofu kann auch mit Obst vermischt werden, um Tofujoghurt herzustellen; oder mit Tahin, Tamari und Kurkuma, um leckere „Tofu-Omelettes" zu machen; es gibt viele weitere Verwendungsmöglichkeiten: Tofu schmeckt gewürfelt, mariniert und gewürzt in Gemüsepfannen; in Saucen gemischt; als Bindemittel in Kuchen und Aufläufen; zerdrückt und gewürzt für Brotaufstrich; geschnitten und gebraten als „Koteletts", als „Sauerrahm" oder „Streichkäse", um Milchprodukte in der Ernährung zu ersetzen. Tofu ist in vielen Supermärkten käuflich, und sehr guter Tofu kann in asiatischen Lebensmittelläden gekauft werden. Kaufen Sie Tofu mit einem möglichst fernen Haltbarkeitsdatum, und zuhause öffnen Sie die Packung, schütten das Wasser weg und bewahren Sie den Tofu in einem geschlossenen Behälter mit frischem Wasser bedeckt im Kühlschrank auf. Wechseln Sie das Wasser täglich. Ein Tofublock sollte nicht zu lange in Ihrem Kühlschrank aufbewahrt werden - er sollte verwendet und genossen werden!

VORSORGE

Besonders in der Schwangerschaft ist es wichtig, sich vor vermeidbaren Gefahren in der Umwelt zu schützen. Giftige, unbeständige Chemikalien lauern in Nagellackentfernern, Pickelentfernern, Farbverdünnern, Lacken, Poliermitteln und Handwerkermaterialien. Vermeiden Sie den Hautkontakt mit Pestiziden und Anti-Schuppen-Shampoos, die Zink-Pyridoxin-Thion enthalten. Blei im Wasser (aus bleihaltigen Wasserhähnen) kann die Gehirnentwicklung des Fötus beeinflussen (42). Überlegen Sie, ob Sie Ihr Wasser nicht untersuchen lassen wollen, und vielleicht, wenn nötig, zu Trinkwasser aus Flaschen wechseln möchten.

Blei kann auch aus Dosen in die Lebensmittel gelangen, so dass die Aufbewahrung in Plastikbehältern im Kühlschrank überlegenswert ist. Natürlich sind frische oder tiefgefrorene Lebensmittel viel empfehlenswerter als Dosen und stellen keine Gefahr der Bleiverseuchung dar. Zwei vermeidbare und für Mutter wie Fötus gefährliche Gifte sind Alkohol und Zigaretten (43). Die Schwangerschaft ist eine ausgezeichnete Zeit, um diese schädlichen Gewohnheiten aufzugeben.

Kapitel 3
Die vegane Ernährung für stillende Mütter

Eine werdende Mutter sollte alles Mögliche tun, um physisch stark und ausgeglichen zu werden. Die herannahenden Wehen fordern die ganze Frau. Darum: ein täglicher Spaziergang in der Sonne für die Kraft, Streckübungen für die Flexibilität und viel Lachen für die Fröhlichkeit sind ebenfalls lebenswichtige Zutaten, um gesund zu sein und zu bleiben. Pränatale Kurse zu besuchen, um etwas über den Vorgang der Schwangerschaft und über die Wehen zu lernen, ist ebenfalls ausschlaggebend für einen netten Geburtstag für Mutter, Kind und die restliche Familie.

Stillen ist sicherlich die beste und natürlichste Form der Ernährung im ersten Jahr eines Säuglings und hat auch große Vorteile für die Mutter. Der gesamte Bedarf des Kindes an Nährstoffen während der ersten sechs Monate seines Lebens kann durch die erstaunliche Nahrung gedeckt werden, die sich in der Brustmilch der menschlichen Mutter befindet.

Die Muttermilch veganer Frauen ist nahrhaft für Säuglinge und enthält die vollständige Zusammensetzung von Energie, Eiweiß und Vitaminen, die für das rasche Wachstum des ersten halben Jahres benötigt werden. Muttermilch enthält nicht nur Nährstoffe, sondern auch Antikörper, die das Immunsystem des Säuglings stärken. Die Stillzeit schafft auch eine emotionale Sicherheit für das Kind durch die vielen Stunden intensiven Kontakts mit der Mutter.

Die Muttermilch von veganen Müttern ist ungefährlich für das Kind. Stillende Mütter, die sich konventionell mit Tierprodukten ernähren, konsumieren Fleisch, Milchprodukte und Fisch, die chemische Giftstoffe wie Hormone, Antibiotika und Pestizide enthalten. Diese Substanzen gelangen dann in die Muttermilch (44).

Während des ersten Jahres ist das Kind noch dabei, das Gehirn, endokrine Drüsen und andere lebenswichtige Gewebe zu entwickeln und ist so selbst für kleinste Mengen dieser gefährlichen Substanzen anfällig. Vegane Frauen, die keine tierischen Produkte essen, scheiden viel weniger solcher Gifte in die Muttermilch aus Frauen, die Fleisch- und Milchprodukte konsumieren (45).

Das Stillen bietet viele Vorteile für die Mutter. Es stimuliert die Freigabe von Hormonen aus der Hypophyse. Das unterstützt die Gebärmutter dabei, sich wieder zu ihrer nicht-schwangeren Größe zurückzubilden. Stillen hilft der Mutter auch dabei, überschüssiges Fettgewebe zu verbrennen, das sie vielleicht während der Schwangerschaft angesetzt hat.

Es ist für die stillende Mutter wichtig, sich angemessen um ihre Brustwarzen zu kümmern, um Risse in der Haut vorzubeugen. Ein paar Wochen vor der Niederkunft ist es hilfreich, Weizenkeimöl oder Kokosnussbutter in die Brustwarzen einzureiben, um Wundwerden vorzubeugen. Das sanfte Massieren mehrmals täglich bereitet das Gewebe auf das Stillen vor. Luftbäder und mäßige Sonnenbäder unterstützen ebenfalls die Gesundheit der Haut der Brüste (und des restlichen Körpers). Um den Stress auf das Gewebe der Brustwarzen auf ein Minimum herabzusetzen, wechseln Sie beim Stillen die Brüste alle fünf Minuten. Das Stillen sollte damit enden, dass die Mutter einen Finger in den Mundwinkel des Säuglings schiebt und dabei die Lippen von der Brustwarze wegzieht, um so den saugenden Halt des Säuglings an der Brust zu lösen.

Falls die Mutter nicht stillen kann oder es nicht wünscht, sollte dem Kind Babynahrung auf Sojabasis gereicht werden (siehe Kapitel 4 und Anhang V - „Milch-Alternativen").

Obwohl Nahrung auf Sojabasis der Hauptbestandteil der Säuglingsnahrung sein sollte, können andere Getränke als Ergänzung dienen. Diese können der Saft aus einer frischen Kokosnuss, oder lauwarmes, destilliertes Wasser, gesüßt durch 2 bis 3 Datteln, die eine Stunde lang in einem Glas eingeweicht wurden (siehe Anhang V), sein. Es ist sehr wichtig, den Säugling während des Brust- oder Flaschegebens richtig zu platzieren. Die Nasenlöcher und der Mund haben einen gemeinsamen Durchgang hinten im Hals. Wenn der Säugling auf dem Rücken liegt und die Flüssigkeiten geschluckt werden, können diese hinten in die Nasenhöhle gelangen.

Lassen Sie niemals Ihren Säugling aus der Flasche oder von der Brust trinken, wenn er flach auf dem Rücken liegt!

Eine solche Stellung macht es möglich, dass sich der hintere Bereich der Nase, einschließlich der Öffnungen der Kanäle, die zum Mittelohr führen, mit Milch, Fruchtsaft oder anderen Flüssigkeiten füllt.

Dieser subtile, aber wichtige Mechanismus ist einer der Hauptgründe für immer wieder auftretende Mittelohrentzündungen und chronische verstopfte Nasen und Allergien bei Kindern. Die Mutter, die die Flasche (mit einem umstülpbaren Innenteil) statt der Brust gibt, sollte dieselbe Kenntnis der richtigen Platzierung des Säuglings haben.

Die Flüssigkeit in der Flasche soll in den Bauch des Säuglings gelangen, nicht in die Nase oder in die Ohren! Vergewissern Sie sich immer, dass der Oberkörper des Säuglings während des Stillens gut gestützt ist. Die Linie des Oberkörpers und Kopfs des Säuglings sollte einen 40 bis 60 Grad-Winkel zum Boden bilden. Die Flasche muss in der Hand der Mutter gehalten, nicht an das Gesicht des Kindes gestützt werden. Der Druck der Flasche, wenn sie an den Mund des Kindes gelehnt wird, kann den wachsenden Kiefer und die Zähne deformieren.

Das Mundstück und die Flasche sollten nach jedem Stillen gewaschen werden. Vergewissern Sie sich, dass das Loch in dem Mundstück groß genug ist, sodass der Säugling nicht besonders angestrengt saugen muss, was ansonsten zu einer Magenschwellung führen kann. Sie können das Loch mit einer Nadel erweitern, damit die Milch leicht aus der Flasche tropft.

Versuchen Sie, zeitlich das Stillen vom Zufüttern mit Obst- und Gemüsesäften sowie aus anderen Nahrungsmitteln zubereiteten Flüssigkeiten zu trennen. Es kann beim Säugling Verdauungsprobleme auslösen, Milch mit Säften zu kombinieren. Vermeiden Sie das Überfüttern, da zu viel von einer Flüssigkeit (Sojamilch, Saft usw.) das Verlangen, gestillt zu werden, beim Säugling unterdrücken kann.

WICHTIG - Grundsätzlich stellt das Stillen mit der Flasche eine gesundheitliche Gefahr für die Zähne dar. Jede süße Flüssigkeit, auch Muttermilch, Sojamilch und Fruchtsaft, wird im Mund des zu Säure fermentiert und kann einen ernstzunehmenden Zahnverfall auslösen.

Lassen Sie daher niemals eine Flasche im Bett des Kindes, damit es in der Nacht daraus trinken kann. Dies kann die Zähne zerstören und auch zu Ohr- und Brustentzündungen führen.

Falls das Kind eine Flasche zur Beruhigung benötigt, füllen Sie sie mit Wasser.

B6, B12 und D
Die kritischen Vitamine

Die Ernährungsrichtlinien für schwangere Frauen werden auch den Ernährungsbedarf der stillenden Mutter decken. Eisen- und kalziumreiche Nahrungsmittel - siehe Anhang I - sollten weiterhin in der Stillzeit und danach verwendet werden, da die Eisenvorräte der Mutter eventuell wegen der Schwangerschaft angeschlagen sind. Eine Blutuntersuchung nach zwei und nochmal sechs Wochen nach der Geburt sollte durchgeführt werden, um zu bestimmen, ob die Anwendung von Präparaten weitergeführt werden muss.

Daran hat sich nichts geändert: frisches Obst und Gemüse sind die wichtigsten und besten Vitaminquellen für Menschen. Die stillende Mutter sollte während der Stillzeit frische Salate und gedünstetes Gemüse zu sich nehmen.

Vitamin B12

Nicht nur die Gesundheit der Mutter ist von einer angemessenen Vitamin B12-Zufuhr abhängig; die Muttermilch ist die einzige Bezugsquelle des Säuglings für Vitamin B 12 und andere lebenswichtige Vitamine. So sollte die stillende Mutter darauf achten, dass sie eine angemessene tägliche Zufuhr dieser Vitamine hat.

Es ist nicht immer möglich, das gespeicherte Vitamin B 12 aus Leber und Muskeln in die Muttermilch einfließen zu lassen. So sollten stillende Mütter 3 bis 5 Mikrogramm Vitamin B 12 täglich konsumieren.

Verwenden Sie dabei, wenn nötig, angereicherte Nahrungsmittel oder Präparate, um eine angemessene B 12-Zufuhr für den Säugling zu sichern.

Vitamin D

Vitamin D in der Ernährung der Mutter ist auf ähnliche Weise lebenswichtig. Falls ausreichende Mengen Sonnenlicht nicht für Mutter und Kind verfügbar sind, sollten Vitamin D-Präparate eingenommen werden.

Vitamin B 6

Vermeiden Sie zuviel Vitamin B 6. Dieses Vitamin sollte durch die Nahrung reichlich geliefert werden. Sollte dennoch auf Präparate zurückgegriffen werden, bitte auf die Dosierung achten: Über 100mg täglich können zu Nervenschäden führen.

Wasser

Wie die schwangere Frau sollte die stillende Mutter großzügige Mengen reines Wasser und Obst- und Gemüsesaft trinken (versuchen Sie es mit 6 bis 8 250ml-Gläsern täglich), um einen reichlichen Milchvorrat zu sichern.

Ausgeglichene Lebensführung

Die Art, wie Säuglinge und Kinder behandelt werden, hat einen mächtigen Einfluss auf ihr Nervensystem und ihre Persönlichkeit. Da die Stillzeit eine Zeit des intimen Kontakts ist, sollte die Mutter sich dafür verantwortlich fühlen, jede Stillsitzung so angenehm wie möglich zu gestalten.

Die Atmosphäre und der emotionale Zustand der Mutter sollte während des Stillens ruhig und vertrauenserweckend sein. Die Anwesenheit liebevoller Familienmitglieder oder anderer stillender Mütter, evtl. ruhige Musik im Hintergrund, bereichert ungemein das Stillerlebnis. Viele Frauen berichten, dass die Stillzeit eine der ausgefülltesten Phasen ihres Lebens war. Die stillende Mutter sollte alles, was sie kann, über das Stillen lernen, so dass sie geschickt, selbstsicher und gelassen sein kann, wenn sie Ihr Kind ernährt.

Das Kind wird normalerweise ankündigen (z. B. durch Kauen an den Brustwarzen), dass es dazu bereit ist, aus einer Tasse zu trinken. Dies passiert meist im Alter von 9 bis 24 Monaten, aber wenn möglich, lassen Sie das Kind entscheiden.

Es gibt keine Eile, mit dem Stillen aufzuhören, und das Erlebnis des Kümmerns um ein Kind ist ein zu wertvolles, als es vorzeilig abzubrechen.

Kapitel 4
Gesunde, rein vegetarische Ernährung für Kinder

Überall auf der Erde wachsen Kinder zu gesunden Erwachsenen heran, ohne dass sie tierische Produkte essen. Die Frage ist also nicht: kann ein Kind gesund aufwachsen ohne Fleisch und Kuhmilch?, sondern: wie macht man es, dass es gesund aufwächst und was muss man beachten? In diesem Kapitel werden wir überlegen, wie eine ausgewogene, vegane Ernährung für Säuglinge und Kleinkinder aussieht.

Untersuchen wir zuerst einmal, was wir unseren Kindern zu essen geben bzw. was wir ihnen zumuten. Amerikanische (und europäische) Kinder zeigen heute besorgniserregende Anzeichen schlechter Gesundheit, die in erster Linie (fragen Sie Ihren Kinderarzt!) mit fettreicher Ernährung zusammenhängen:

Das durchschnittliche amerikanische (und europäische) Kind, ist eindeutig zu dick: 60% aller amerikanischen Kinder haben Übergewicht (bei einem Körperfettanteil von über 30%), und 90% aller amerikanischen Kinder versagen schon bei leichten Fitness-Tests. Zudem erreichen die Kinder zu früh die Pubertät. Seit dem zweiten Weltkrieg ist das Alter des Einsetzens der Menstruation bei amerikanischen Mädchen von 16 Jahren auf elf Jahre gesunken. Es gibt eine entsprechende Zunahme der Brustkrebserkrankungen bei jungen Frauen (46); Schließlich leiden die Kinder heutzutage an schwerwiegenden ernährungsbedingten Krankheiten, die von den lästigen (wie Allergien und Ekzeme), über die entkräftenden (wie jugendliche Arthritis und Asthma), bis hin zu den tödlichen (wie Leukämie und Schlaganfall) reichen. Ja, auch Schlaganfälle! Jedes Jahr erleiden über 1000 amerikanische Jugendliche Schlaganfälle wegen zu hohem Blutdruck und mit Fett verstopfter Arterien.

Lassen Sie uns die Rolle von Fleisch- und Milchprodukten in der Ernährung eines amerikanischen Kindes untersuchen und erkennen, wieso es höchste Zeit ist, etwas zu verändern.

Nordamerikanische (und mitteleuropäische) Kinder bekommen normalerweise große Mengen Fleisch, Geflügel, Fisch, Milch und Milchprodukte zu essen. Oft meinen es die Eltern gut: Sie nehmen an, dass der hohe Eiweiß- und/ oder Kalziumgehalt dieser Produkte gut ist für wachsende Kinder. Medizinische Untersuchungen weisen heute darauf hin, dass das Gegenteil der Fall sein könnte, nämlich, dass die gegenwärtige fleischorientierte amerikanische/ europäische Ernährung tatsächlich die Gesundheit unserer Kinder zerstört (47).

Fleisch aller Arten, besonders Rindfleisch, Schweinefleisch und das verarbeitete Fleisch im Fast Food wie Cheeseburger, Würstchen, Wurst, Pizza usw., ist voll von tierischen Fetten. Schon bei Kindern im Alter von neun Monaten hat man eine Verstopfung der Arterien festgestellt. Die fast stetige Zufuhr von Fett, das aufgrund ihrer unausgewogenen Ernährung durch die Blutbahnen von Kindern fließt, bereitet den Boden für Herzattacken und Schlaganfälle im Erwachsenenalter und manchmal schon in der Kindheit. Hohe Fettwerte wirken auch krebsfördernd für Brust und Prostata (48). Außerdem existiert ein starker Zusammenhang zwischen dem Konsum von Fleisch- und Milchprodukten und einem frühen und schnellen Wachstumsschub (einschließlich dem frühe Einsetzen der Menstruation bei Mädchen), und einer daraus resultierenden Entstehung von Brustkrebs und anderen Krankheiten (49).

Ist eine mögliche Verzögerung der Menstruation überhaupt als günstig zu beurteilen? Im Durchschnitt reifen vegetarisch ernährte Kinder langsamer heran, was nicht heißt, dass sie „hinterherhinken“, sondern, dass der Reifungsprozess gründlicher ist. Bedenken Sie dabei folgende Tatsachen. Es ist bekannt, dass Frauen, bei denen die Menstruation vor dem Alter von 13 Jahren einsetzte, ein vier bis fünf mal größeres Risiko tragen, Brustkrebs zu bekommen als die Frauen, bei denen die Menstruation im Alter von 17 Jahren einsetzte (Studie von Dr. T. Hirayama, Universität Tokio mit 142 000 japanischen Frauen).

Eine zusätzliche Gefahr, die in Milch- und Fleischprodukten lauert, wurde bei einem gigantischen „Ernährungsskandal“ in Puerto Rico 1985 entlarvt. Dort entwickelten Hunderte von Mädchen und Jungen im Alter von zwei bis sieben Jahren plötzlich Brüste und Schamhaare, und die sehr jungen Mädchen fingen an, zu menstruieren.

Nach sorgfältiger Untersuchung fand man heraus, dass die Ursache mit Hormonen verseuchte Kuhmilch und Hühnerfleisch gewesen sein musste. Um sie zu mästen und um die Milchproduktion zu steigern, war den Tieren das Sexualhormon Stilboestrol gereicht worden (50). Zum Glück müssen vegane Kinder sich nicht um versteckte Hormone in ihrer Ernährung sorgen.

Sie werden groß und stark!

Einige Ernährungswissenschaftler haben die Sorge geäußert, dass vegane Kinder nicht all die Kalorien und all das Eiweiß, das sie benötigen, erhalten könnten. Besonders vor dem zweiten Lebensjahr, so die Kritik, sei Eiweiß so wichtig, weil sonst das Wachstum gehemmt werde. Die Theorie besagt, dass der hohe Fasergehalt der veganen Ernährung, der bei Erwachsenen die Cholesterinwerte senkt und Übergewicht vermeiden hilft, ein Hindernis für das normale Wachstum von Kindern darstellen könnte. Die Sorge lautet, dass ein Kind, das seinen Bauch mit nicht-absorbierbarer Zellulose (Ballaststoffen) aus Vollkorngetreide, Grünzeug und faserhaltigem Obst füllt, nicht dazu fähig sein könnte, genügend Kalorien und Eiweiß zu konsumieren. Es wurde ebenfalls postuliert, dass die Ballaststoffe viele Nährstoffe aus dem Darm heraustragen, bevor sie absorbiert werden. Die Probleme sind nicht gänzlich von der Hand zu weisen, sind aber durch neue internationale Studien widerlegt. Vegane Kinder werden genauso groß wie nicht vegan ernährte Kinder. Sie werden genauso stark, sogar fitter und oftmals auch klüger. Der IQ ist im Durchschnitt bei fleischlos lebenden Kindern etwas höher als bei ihren fleischessenden Altersgenossen (51). Obwohl vegane Kinder doch schlanker zu sein scheinen als ihre fleischessenden Klassenkameraden, gibt es keinen Anlass zur Sorge. Die Größe eines Kindes durch das genetische Erbe ihrer Eltern am meisten beeinflusst. Viele „kleine" Kinder sind nur normale Kinder von kleinen Eltern, die zufällig vegan leben. Große vegane Eltern haben große vegane Kinder. Die Zeit und eine gute Ernährung lassen Kinder das volle Potential ihres genetischen Erbes erreichen. Benötigte ernährungswissenschaftliche Forschungen bei Vegetariern sollten das Aufstellen normaler Wachstumskurven einschließen. Eine Menge Verwirrung bei Eltern und Gesundheitsfachleuten würde so klargestellt werden. Nochmal: eine ausgewogene vegane Ernährung, mit reduziertem Fasergehalt und reich an eiweiß- und kalziumhaltigen Nahrungsmitteln und mit Vitamin- und Mineralstoffpräparaten als Ergänzung, sollte eine optimale Wachstumsgrundlage für jedes Kind bieten.

Vorsicht Milch!

Für viele Mütter scheint es völlig natürlich zu sein, Kindern Kuhmilch zu trinken zu geben, und Milchprodukte, wie Käse und Eis essen zu lassen. Allerdings deuten klinische Erfahrungen darauf hin, daß Kuhmilch keine natürliche Nahrung für menschliche Kinder (und Erwachsene!) ist und eigentlich mit vielen gesundheitlichen Problemen (Schnupfen, Allergien, Ohrinfektionen, chronische Bronchitis usw.), mit denen Menschen andauernd zum Arzt rennen, in Verbindung gebracht werden muß (104). Was eigentlich ist Milch? Antwort: Nahrung für Kälber, nicht für Menschen!

Anmerkungen zur Milch

Lassen Sie uns nun ein Nahrungsmittel untersuchen, das als ein Grundnahrungsmittel propagiert wird und eigentlich eine Hauptursache von gesundheitlichen Problemen bei Kindern darstellt: Standard-Vollmilch besteht zu über 90% aus Wasser, 3% Butterfett und 2% Eiweiß. Sie ist darauf ausgerichtet, ein 40 kg schweres Kalb in einem Jahr auf 250 kg heranwachsen zu lassen, und ist in einer bemerkenswerten Weise hierfür geschaffen. Ihr Sodium-, Fett- und Phosphorgehalt ist viel höher als in menschlicher Muttermilch, wobei der Potassiumgehalt niedriger ist.

Das Eiweiß in der Kuhmilch ist hauptsächlich Casein, das die Milch in Säuglingsmägen zu harten Klumpen gerinnen lässt. Dagegen ist das dominierende Eiweiß in menschlicher Muttermilch Lactalbumin, das von Säuglingen viel besser verdaut werden kann.

Diese Kontraste sind so, wie sie sein sollen. Kühe wachsen schneller, sind viel größer als Menschen und sind genetisch weit von ihnen entfernt. Die Natur hat die Milch jeder Spezies so gestaltet, dass speziell der Ernährungsbedarf der Jungen seiner Art gedeckt wird. Menschen sind die einzigen Lebewesen, die die Muttermilch einer anderen Art trinken. Die meisten Tiere hören nach der Entwöhnung auf, überhaupt Milch zu trinken. Genauso wie es unnatürlich ist, dass ein Hund von einer Giraffe gestillt wird, ist es ebenso merkwürdig, dass ein menschliches Kind die Milch einer Kuhmutter trinkt. Doch ist dies - manipuliert durch die aggressive Werbung - eine Vorstellung, die uns gesund und vollwertig erscheint.
Es ist nicht überraschend, dass sich Probleme aus diesem völlig unnatürlichen Vorgang ergeben ...

Fünf Substanzen sind in Milchprodukten entdeckt worden, die ein Ungleichgewicht und Krankheiten im menschlichen Körper auslösen können:

1. Bovin-Eiweiß
2. Butterreinfett
3. Lactose
4. chemische Verunreinigungen (Pestizide, Hormone etc.)
5. Bovin-Leukämie-Viren

Mit jedem Schluck Milchshake, einem Stück Käse oder einem Becher Eis wird Bovin-Eiweiß auf die Membranen der Kehle, Mandeln und Adenoiden und damit ins Immunsystem des Kindes gebracht. Fragmente von Milcheiweiß können die oberen Membranen kreuzen, und wenn das Eiweiß eines anderen Tiers in das eigene Immunsystem eingeführt wird, so löst dies eine allergische Reaktion in vielen Teilen des Körpers aus (53).

Eine häufige Reaktion auf einen solchen Angriff eines fremden Eiweißes auf unser Immunsystem ist die Verschleimung von Nase und Rachen, um die einfallende Substanz abzusondern. Der Schleim kann sich durch chronisch verschnupfte Nasen, andauernde Halsschmerzen, Heiserkeit, Bronchitis und die wiederkehrenden Ohrinfektionen bemerkbar machen, die so viele Kinder (und Eltern) belasten.

Andere Membranen im Körper, wie die, die Lunge und Gelenke bekleiden, können auf Milcheiweiß reagieren, anschwellen und anbrennen, was zur Entwicklung von Asthma und rheumatischer Arthritis beiträgt. Der Zustand von Patienten mit Asthma und rheumatischer Arthritis hat sich drastisch verbessert, als Milcheiweiß aus der Ernährung ausgeschlossen wurde. Diese häufigen Kindheitsleiden und andere allergieartige Probleme wie Ekzeme und Psoriasis, zeigen sich oft bei empfindlichen Kindern als Reaktionen auf verschiedene tierische Eiweiße. Sie können völlig verschwinden, wenn Milchprodukte nicht mehr konsumiert werden. Einige Säuglinge, die gestillt werden, reagieren sogar mit diesen Symptomen, wenn die stillende Mutter selber Milchprodukte konsumiert.

Magermilch ist nur wenig

besser als Vollmilch, da sie noch 1% Butterfett enthält und den vollen Anteil an allergieauslösendem Milcheiweiß. Seien Sie sich bewusst, dass „Kalziumcaseinat" und „Molkepulver" - Abfall aus der Käseherstellung - aus Milcheiweiß bezogen werden und häufig allergieauslösende Komponenten der Milch sind, die in Brot, Nudeln und in kommerziellem Gebäck verwendet werden. Der kluge Käufer ist ein Etikettenleser und sollte sich über alle Zutaten in den gekauften Produkten in Kenntnis setzen, um versteckte Milchsubstanzen zu vermeiden. Das Butterreinfett (Sahne) in der Milch und in Milchprodukten kann zu der Arterienverstopfung bei Kindern beitragen und ist hauptverantwortlich für das tragische kindliche Übergewicht. Es kann zu erhöhten Hormonwerten beitragen, die die Entwicklung von Krebsgeschwüren fördern können (54). Es ist ebenso wichtig, die wahre Natur von Milchprodukten zu verstehen, die so sehr als vollwertige, nahrhafte Lebensmittel propagiert werden. Bei der Milchverarbeitung werden 3% Butterfett in der Milch zu 15 bis 40% konzentriert und dann verarbeitet. Das hoch konzentrierte Fett wird:

a) mit Zucker vermischt, gefroren und als Eiskrem verkauft
b) mit Schimmel zu Käse geronnen
c) mit Luft zu Butter gekirnt
d) mit Zucker und Kakao vermischt, um als Milchschokolade verkauft zu werden
e) mit Bakterien zu saurer Sahne und Joghurt fermentiert.

Dies sind alle Formen desselben arterienverstopfenden, krebsfördernden Butterreinfetts. Das Butterreinfett ist nicht die einzige Gefahr, die für unsere Kinder von der Milch ausgeht. Der Zucker in der Milch, Lactose, benötigt für die Verdauung ein Enzym, die Lactase. 20% der kaukasischen Kindern und 80% der schwarzafrikanischen Kindern fehlt das Lactaseenzym in der Darmwand, um Lactose zu verdauen. Diese Kinder leiden an schweren Bauchkrämpfen, Durchfall und Dehydrierung, wenn sie Kuhmilch trinken, kommen aber gut mit Milch aus Soja zurecht.

Kuhmilch enthält ebenfalls die konzentrierten Pestizide, die auf das Futtergetreide gespritzt worden sind, sowie die weiblichen Hormone (Östrogene etc.), die der Kuh verabreicht werden, um die Milchleistung und den Körperfettanteil zu erhöhen.

Ein weiterer Grund, Kindern keine Milchprodukte zu geben, ist, dass geschätzte 20 Prozent der milchproduzierenden Kühe in Amerika mit Leukämieviren infiziert sind. Die infizierte Kuh schüttet diese krebserregenden Viren mit ihrer Milch aus, die dann mit all der Milch im Tankwagen auf dem Weg in die Verarbeitungsanlage vermischt wird. Diese krebserregenden Viren sind resistent gegen das Töten durch das Pasteurisieren und sind in Milchvorräten im Supermarkt festgestellt worden. Ist es Zufall, dass die meisten Leukämiefälle bei Kindern im Alter von 3 bis 13 Jahren bei denen vorkommen, die die meiste Milch und die meisten Milchprodukte konsumieren? Es dürfte auch keine Überraschung sein, dass die Berufsgruppe mit den häufigsten Leukämieerkrankungen die der Milchfarmer ist (55)!

Diese Menschen trinken nicht nur Kuhmilch, sondern verspritzen sie auch auf ihre Hände und atmen über lange Zeit die Luft im Kuhstall ein.

Menschliche Kinder brauchen keine Kuhmilch, und wachsen ohne sie gesund und kräftig auf. Ausreichendes Kalzium und Eiweiß kann ausschließlich aus pflanzlichen Quellen bezogen werden. Mütter, die ihren Kindern keine Milch und Milchprodukte geben, sollten das Gefühl haben, dass sie ihren Kindern dabei helfen, gesund zu bleiben, anstatt sich mit schlechtem Gewissen zu quälen, dass sie ihnen etwas vorenthalten.

Zum Glück gibt es leckeren Ersatz für alle Milchprodukte (verpackte Sojamilch, Soja-Eiskrem, Soja-Joghurt usw.), und diese können schon früh den Kindern gereicht werden. Kinder können gegen den Durst reines Wasser, Obstsäfte oder Gemüsesäfte trinken.

Möhrensaft ist ein besonders süßer Favorit unter Kindern.

Nussmilch, die in einem Mixer mit Wasser, Mandeln, Cashews, Sonnenblumenkernen oder Nussmusen hergestellt wird (mit zugefügtem Tofu und/oder Tahin für zusätzliches Eiweiß und Kalzium), wird bald eine bevorzugte Milchalternative.

Glücklicherweise scheint sich die Lust auf Grünzeug, Nüsse, Nussmuse und andere kalziumreiche Nahrungsmittel bei Kindern, denen Milchprodukte abgewöhnt werden, automatisch zu vergrößern. Die Eltern sollten sich dieser Tendenz bewusst werden und mit den verschiedenen Zubereitungsarten dieser Nahrungsmittel vertraut sein. Es empfiehlt sich, Saucen usw. zu verwenden, um den Geschmack und die Beschaffenheit dieser Kalziumquellen zu verbessern. So ist Kuhmilch (und deren Produkte), die der Öffentlichkeit als gesundes Nahrungsmittel präsentiert wird, eigentlich eine weiße, mit Fett und artfremdem Eiweiß belastete Flüssigkeit, die darüber hinaus häufig Leukämieviren, chemische Verunreinigungen, Pestizide und/oder Sexualhormone enthält.
In Anbetracht der vielen sichereren, nahrhaften Alternativen ist es nur der Milchwerbung „zu verdanken", dass noch immer soviel Kuhmilch getrunken wird.

Saftige Nachrichten

Reine Obst- und Gemüsesäfte liefern dem Kind Wasser, Glukose/ Energie, Vitamine und Mineralstoffe und können als ballaststoffreiche Nahrungsmittel serviert werden. Säfte sollten im Alter von zwei bis drei Monaten angeboten werden, dabei sind Melone, Wassermelone und andere Melonen beliebte „Anfangssäfte". Aus den Melonen sollten die Kerne entfernt werden, im Mixer verflüssigt und dann durch ein Tuch oder eine Windel ausgedrückt werden.

Säfte, zuerst in kleinen Mengen (1/4 TL) serviert, werden nach und nach zu 120ml Portionen im sechsten Monat vergrößert. Um zu vermeiden, dass das Stillen davon gestört wird, sollten

Der Säugling - Die absolute Sicherheit

In den ersten 18 Monaten des Lebens sollte der Säugling weiter mit Muttermilch oder vitaminangereicherter Sojanahrung ernährt werden. Das gilt besonders, wenn er langsam an feste Nahrung gewöhnt wird. Damit ist die Nährstoffversorgung auch für die Zeit gesichert, während er lernt, die neue „festere" Welt der veganen Kost zu geniessen. Falls es der Mutter nicht möglich ist, zu stillen, sollte eine Sojanahrung mit flüssigen Vitaminzusätzen, die es in Apotheken gibt, gereicht werden. Fragen Sie Ihren Arzt oder Ernährungsberater. Sojamilch darf nicht allein als Babynahrung verwendet werden! (siehe Anhang V für Milchersatz).

Der Säugling sollte mindestens einmal die Woche auf einer geeichten Waage gewogen werden, um das Wachstum zu überprüfen.

Säfte mindestens eine Stunde vor dem Stillen gereicht werden oder bis zu 3 Stunden später.

Eine Vielfalt an Obst und Gemüse sollte verwendet werden, um Eintönigkeit, einem Ungleichgewicht der Mineralstoffe und allergischen Empfindlichkeiten bei bestimmtem Gemüse vorzubeugen. Wenn der Stuhlgang zu locker wird, könnten die Säfte zu konzentriert sein; verdünnen Sie sie mit Wasser.

Reichen Sie nicht zu große Mengen Saft, denn das verringert vielleicht die Lust des Kindes, gestillt zu werden. Nachdem ein oder zwei Obstsäfte vertragen werden, sollten Gemüsesäfte probiert werden. Möhrensaft mit einer kleinen Menge Selleriesaft ist sehr beliebt.

Ein Rezept für ein Vitamin-C-reiches Getränk wird von Freya Dinshah vorgestellt, als eines der vielen wertvollen Ideen aus ihrem hervorragenden Artikel „Vegane Babys ernähren", American Vegan Society (Malaga, New Jersey, 1992/93). Freya schlägt vor, einen Teebeutel oder einen Teelöffel Rosentee über Nacht mit drei Datteln einzuweichen. Das Wasser kann am nächsten Tag getrunken werden. Säfte aus eingeweichten Rosinen, Feigen, Aprikosen oder anderen getrockneten Früchten erfreuen das Kind ebenfalls.

Ihr Säugling wird Sie wissen lassen, wann es Zeit ist, mit fester Nahrung anzufangen. Im Alter von 5 bis 6 Monaten etwa zeigt das Baby, dass ihm die Muttermilch allein nicht mehr genügt. Es weint nach dem Stillen und kaut auf den Brustwarzen und signalisiert damit, dass die Zeit für feste Nahrung gekommen ist. Bedenken Sie dabei aber, dass eine zu frühe Einführung von fester Nahrung, das Verlangen, gestillt zu werden, beim Kind verringert und das Risiko vergrößert, dass das Kind Nahrungsmittelallergien entwickelt. Natürlich sollte in der Zeit, in der feste Nahrung vorgestellt wird, das Stillen weitergeführt werden.

Auf die Plätze, fertig, los...

Feste Nahrung

Immer die Ruhe. Es gibt keine Gefahr der Mangelernährung, wenn sie ihr Kind in der ersten Phase des Zufütterns weiter stillen, diese lebenserhaltende Flüssigkeit für ihr Kind also frei verfügbar sind. Dies schafft Sicherheit für Kind und Eltern, die sich damit gewiss sein können, dass es dem Kind nicht an Energie (Kalorien) und Vitaminen mangeln wird. Bedenken Sie, dass die folgende „Einführung der Nahrungsmittel" nur eine Richtlinie darstellt. Es ist eine Reihenfolge, die sich bei vielen veganen Familien bewährt hat. Aber es ist nicht die

Nährstoffbedarf bei Kindern und Jugendlichen

Lassen Sie uns den für Kinder spezifischen Nährstoffbedarf betrachten, und erkennen, wieso eine vegane Ernährung, völlig frei von tierischem Eiweiß, so gut für sie funktioniert. Die amerikanischen empfohlenen Tagesmengen für Eiweiß, Kalzium und Eisen für Kinder werden unten aufgeführt:

Alter (Jahre)	Gewicht (Pfund)	Eiweiß (g/Tag)	Kalzium (mg/Tag)	Eisen (mg/Tag)
bis 6 Mon.	13	15	360	10
6 Mon. - 1 J.	20	20	540	15
1-3 Jahre	29	23	800	15
4-6 Jahre	44	30	800	10
7-10 Jahre	62	34	800	10
11-14 Jahre	99	45	1200	18
15-18 Jahre	145	56	1200	18

einzige mögliche Reihenfolge, und Ihr Säugling wird wahrscheinlich seine ganz eigene entwickeln.

Die Eltern sollten sich keine Sorgen machen, wenn das Kind nicht ein bestimmtes Nahrungsmittel zu einem festgelegten Termin aus dieser Richtlinie isst. Die Natur hat Säuglinge mit einer bemerkenswerten Fähigkeit ausgestattet, sich Nahrungsmittel nach Farbe, Beschaffenheit, Geruch und Geschmack auszusuchen, um sich so eine vielseitige, voll nahrhafte Ernährung selbst zu gestalten. Lassen Sie Ihr Kind selbst entscheiden, welche Nahrungsmittel es am meisten interessiert und halten Sie mehrere Auswahlmöglichkeiten auf dem Teller bereit. Jedes Kind ist einzigartig. Die sanfteste und effektivste Rolle für das Elternteil ist die des hilfreichen Unterstützers des Säuglings, da beide etwas über jedes Nahrungsmittel lernen. Lassen Sie den Säugling die Nahrungsmittel betasten, riechen, an die Wangen reiben - es ist in Ordnung. Ihre Welt erweitert sich damit auf wundersame Art.

Geniessen Sie die neue Erfahrungen Ihres Kindes mit, anstatt das „Babyfüttern" zu einem freudlosen Schaufel-Ritual zu machen. Schalten Sie sich bei diesem magischen Prozess ein. Ihr Kind durchlebt dieses Kapitel nur einmal. Die veganen Lebensmittel, die in der Richtlinie vorgestellt werden, ergänzt durch Muttermilch oder Sojanahrung, werden dem Kind viel Zeit lassen, etwas über die Nahrungsmittel zu lernen, die es sich zum Kauen aussucht!

Machen Sie sich keine Sorgen. Mit einer Vielfalt veganer, vollwertiger Lebensmittel, die auf einem Teller verfügbar sind, so wie wir sie hier vorschlagen, wird die Natur Sie und Ihr Kind an die richtige Nahrungsmittelauswahl heranführen. Seien Sie nicht besorgt, wenn Ihr Kind bei einer Mahlzeit sich auf das eine oder andere Nahrungsmittel konzentriert. Dieses wird wahrscheinlich einen Nährstoff enthalten, den es jetzt braucht. Lassen Sie Ihr Kind die Richtung bestimmen. Entspannen Sie sich, und erkennen Sie den Wert dieses Prozesses an.

1) Fangen Sie mit gemustem Obst an - zerdrückte Banane ist

Richtlinien für die Gabe der Nahrungsmittel

ungefähres Alter	Nahrungsmittel
Geburt bis 10 Monate	Muttermilch oder mit Vitaminen angereicherte Babynahrung auf Sojabasis
2-3 Monate	Säfte - Obst, dann Gemüse
6-7 Monate	Obst - Bananen, gekochte Pfirsiche, gekochtes Apfelmus Später: rohe, geraspelte Äpfel, Birne, Aprikose, Pflaume, Melone, eingeweichtes Obst. Fügen Sie Multivitamin/Mineralstoffzusatz hinzu
7 Monate	„Mixersalate" - Avocado, Tofu, gekochtes Grünzeug, Sprossen
8 Monate	Gekochtes Gemüse - zerdrückte, pürierte oder geraspelte Möhren, Pastinaken, Kürbis
10 Monate	Stärkehaltige Lebensmittel - Kartoffeln, Vollkornbreie (Hafer, Hirse, Gerste etc.)
12 Monate	Eiweißhaltige Nahrungsmittel - Weizen- und Sojabreie, Hülsenfrüchte - Erbsen, Bohnen, Kichererbsen, Linsen, Sojaprodukte, Nussmuse (Cashew, Mandel, Erdnuss)
14-18 Monate	Brot und Nudeln Familienabend essen (püriert, wenn nötig)

ein klassisches erstes Nahrungsmittel, gefolgt von gekochten Pfirsichen, Apfelmus, Obstkompott usw.. Banane löst selten allergische Reaktionen aus, hat eine weiche Konsistenz und mehr Nährwert als Brei. Fangen Sie mit einer kleinen Menge an, die auf einen Löffel oder eine Fingerspitze geschmiert wird. Falls sich der Säugling nichts aus Bananen macht, sind gebackene Süßkartoffeln oder Yam eine nahrhafte Alternative. Rohe, geschälte Äpfel, Birnen, Pfirsiche und Aprikosen sind ebenfalls eine hervorragende

Wahl. Obst wie Pflaumen, Kirschen, Avocados, Papayas und Pfirsiche können entkernt und mit eingeweichten getrockneten Früchten, wie Aprikosen, Datteln oder süße Äpfel, püriert werden. Saures Obst wie Zitrusfrüchte, Beeren und Tomaten sollten bis zum ersten Geburtstag des Säuglings vermieden werden. Obst aus Dosen sollten mit ihrem hohen Zuckergehalt völlig vermieden werden. Trockenobst, wie Datteln, Feigen und Rosinen hingegen sind sehr süß und klebrig, und können zu Zahnverfall beitragen.

2) Mixersalate werden verwendet, um Gemüse vorzustellen. Mixen Sie Avocado mit gut gekochtem grünem Gemüse und Sesammus (Tahin), mit Zusatz von Apfelmus oder Ahornsirup für Energie und zum Süßen. Falls die Mischung zu dick ist, nehmen Sie Gemüsesaft, um sie zu verdünnen - süßer Möhrensaft funktioniert dabei gut. Hülsenfruchteiweiß wie Tofu, oder zerstampfte, gut gekochte Bohnen oder Linsen können gegen Ende des ersten Jahres beigegeben werden. Um die Vitaminzufuhr zu sichern, sollte ein Tropfen eisenangereicherte Multivitamine täglich zu der Mixtur gegeben und dann die cremige Mischung dem Säugling angeboten werden – angefangen mit winzigen Mengen, 1/4 Teelöffel auf einmal. Da die vegane Ernährung stark von grünem Gemüse als Kalziumquelle abhängt, können Mixersalate und Gemüsesäfte (Sellerie, Karotte, Kohl) im Alter von 7 Monaten eingeführt werden, um so eine mögliche spätere Abneigung dagegen zu vermeiden.

Solche Nahrungsmittel bieten Eiweiß, Kalzium und andere lebenswichtige Nährstoffe, während man das Kind darauf vorbereitet, vom Tisch zu essen, was es gegen Ende des zweiten Jahres tun wird (und wahrscheinlich schon lange vorher!). Rohes Gemüse hat einen höheren Nährwert, und kann in dieser Zeit (7 bis 8 Monate) eingeführt werden. Allerdings kann es faserig und schwer zu kauen sein. Seien Sie nicht zu besorgt, wenn Sie kleine Stückchen unverdautes Gemüse in den Windeln des Säuglings finden. Raspeln Sie das Gemüse feiner, und verkleinern Sie bei einer Mahlzeit die Menge.

Tomatenschnitze und Avacadoscheiben können als erstes Gemüse dienen, das das Kind in seiner vollständigen Form kennenlernt.

3) Gekochtes Gemüse aus dem Mixer: Im Alter von 7 bis 8 Monaten können gekochte Möhren, fein geraspelt, zerdrückt oder püriert ähnlich wie bei den Äpfeln vorgestellt werden. Möhren sind besonders reich an Vitaminen und Kalzium. Bereiten Sie gekochtes Gemüse schonend zu, ohne Salz, Zucker, Gewürze und andere Zusätze zu verwenden. Pastinaken, Erbsen, Süßkartoffeln, Spargel und Kürbis eignen sich ebenfalls als erste Gemüse. Pürierter süßer Mais, roh oder gekocht, ist ein Leckerbissen.

In diesen Monaten sollten Spinat und rote Beete vermieden werden, da sie zu große Mengen Nitrate enthalten können, was für einen Säugling, der jünger als sechs Monate ist, potentiell gefährlich ist. Warten Sie, bis das Kind 10 Monate alt ist, bevor Sie ihn an diese Gemüse heranführen. Kohl und seine Verwandten - Brokkoli, Rosenkohl und Blumenkohl - können Probleme mit der Verdauung auslösen. Es ist oft besser, bei diesen Nahrungsmitteln bis zum Alter von einem Jahr zu warten.

4) Stärkehaltige Nahrungsmittel, wie gekochte Kartoffeln und Breie, werden gegen Ende des neunten Monats eingeführt. Kartoffeln sind sehr nahrhaft. Säuglinge lieben den Geschmack und die Beschaffenheit. Backen sie sie als ganze, um die Vitamine zu erhalten, und zerdrücken Sie sie mit einer kleinen Menge Wasser oder Muttermilch. Wenn man sie mit einigen gekochten Roten Beeten zerdrückt, bekommen sie eine rosa Farbe, die Säuglingen viel Spaß macht. Angereicherte Vollkornbreie aus Hafer, Reis oder Gerste, gekocht und mit Obstsaft gesüßt, sind vor gekochten Fertigbreien vorzuziehen, die teurer sind und nicht den gleichen Nährwert haben wie selbst gemachte. Falls Ihre Familie zu Weizen- oder Maisallergien tendiert, sind Reis- oder Haferbreie vorzuziehen. Dem gekochten Brei kann eine kleine Menge zerdrückte Banane beigegeben werden, um das Kind an die Speise zu gewöhnen.

Ungefähr im Alter von einem Jahr können Sie überlegen, ob Sie einen eiweißreichen Brei machen möchten, mit Sojabohnen und Weizenkeimen, die es im Naturkostladen gibt; aber seien Sie sich bewusst, dass Soja und Weizenprodukte Allergien auslösen können, wenn sie zu früh gereicht werden. Versichern Sie sich, dass alle Breie eine recht flüssige Konsistenz haben, damit sie einfach verdaut werden können.

5) Hülsenfrüchte (Erbsen, Bohnen etc.) - werden meist gegen Ende des ersten Jahres vorgestellt, wie in dem Kapitel „Bohnen“ erläutert werden wird. Gekeimte Kichererbsen und/ oder Linsen, können zerdrückt oder durch eine Mühle gegeben werden, um sie Mixersalaten zuzugeben oder auf Vollkornbrot zu schmieren. Alle Bohnen sollten recht weich gekocht und die Haut (besonders bei Sojabohnen) entfernt werden. Eine dünne Erbsensuppe ist ein gutes Anfangsgericht. Sehen Sie im Stuhl des Kindes nach, ob die Bohnen nicht unverdaut wieder herauskommen. Wenn er sauer riecht, oder wenn der Po des Säuglings gerötet oder gereizt ist, oder wenn Bohnenstückchen erkennbar sind, warten Sie eine Weile, bis Sie das nächste Mal Bohnen reichen. Einige Kinder vertragen ganze Hülsenfrüchte erst, wenn sie zwei oder drei Jahre alt sind. Das ist auch in Ordnung. Andere Sojaprodukte (Sojamilch, Tofu etc.) und Getreide (Brot, Breie, Nudeln etc.) werden den Eiweißbedarf des Kindes auf jeden Fall decken.

Im Alter von 12 bis 14 Monaten kann Brot hinzugefügt werden, wobei kleine Stücke Toast für einen Säugling leichter zu kauen sind. Bis das Kind ein geübter Kauer ist, sollten auch ausschließlich solche gegeben werden. Und vergessen Sie nicht, wie sehr auch ganz kleine Kinder Nudeln lieben. Nudeln, angereichert mit Artischockenmehl und anderem Vollkornmehl und mit Saucen serviert, bieten zusätzliche Energie und Eiweiß (Tipp: Nudeln aus Hirse haben sich auch hinsichtlich des hohen Eisengehalts dieses Getreides sehr bewährt. Anm.d.Ü.).

Im Alter von 14 bis 18 Monaten sollten Kinder das konsumieren, was Ihre Eltern essen, (falls nötig, nachdem es püriert wurde), und ihr gesamter Ernährungsbedarf wird durch die veganen Nahrungsmittel gedeckt werden, die in den Mahlzeitvorschlägen in den Schwangerschaftskapiteln aufgeführt sind.

Hier sind noch einige Überlegungen zu der Frage, wann man mit fester Nahrung beginnen sollte: Im Alter von 5 bis 6 Monaten können feste Nahrungsmittel angeboten werden, aber es hat keine Eile, wenn das Kind mit Stillen alleine zufrieden ist. Muttermilch ist für ein Kind bis zum Alter von sechs Monaten (und meistens weit danach) vollwertig, und je länger die Mutter damit wartet, feste Nahrung zu geben, desto kleiner ist das Risiko, dass das Kind Nahrungsmittelallergien entwickelt. Die frühe Einführung fester Nahrungsmittel verringert die Lust des Kindes, gestillt zu werden, und folglich könnte der Milchvorrat der Mutter kleiner werden. Falls der Säugling mit dem Stillen alleine nicht zufrieden ist und durch Weinen und Brustwarzenkauen deutlich macht, dass er nach fester Nahrung verlangt, ist es wahrscheinlich Zeit, damit auch anzufangen.

Wenn feste Nahrung vorgestellt wird, sollte nur ein einziges Nahrungsmittel täglich gegeben werden; z.B. an einem bestimmten Tag nur Bananen, um dann zu sehen, wie gut sie vertragen werden. Wenn zwei oder mehr Nahrungsmittel auf einmal neu angeboten werden, und der Säugling Durchfall, Kolik oder andere Verdauungsprobleme bekommt, werden Sie nicht wissen, an welchem Nahrungsmittel dies gelegen hat. Geben Sie dem Verdauungssystem des Kindes einige Tage (bis zu einer Woche) Zeit, um sich an jedes neue Nahrungsmittel zu gewöhnen. Wenn das Kind in der Zeit der ersten Versuche sehr hungrig ist, könnte es nicht in der Laune sein, etwas Neues auszuprobieren. Versuchen Sie in den ersten paar Wochen, feste Nahrung immer gerade nach dem Stillen anzubieten. Ein guter Zeitpunkt dafür ist mitten am Vormittag und mitten am Nachmittag, wo man sich auch nicht um die Mahlzeiten der restlichen Familie sorgen muss.

Seien Sie geduldig und gehen Sie langsam vor. Das Kind muss die Zeit haben, zu lernen. Fangen Sie mit einem 1/4 Teelöffel zerdrückte Banane an. Halten Sie das Kind dabei auf Ihrem Schoss, leicht nach hinten gekippt, und wenn Sie den Mund mit dem Löffel berühren, lassen Sie das Essen in den Mund fallen. Zeigen Sie dem Kind mit einem Lächeln, dass es ein Essen sein wird, das es mag. Denken Sie daran: die ersten Versuche sind nur Vorstellungen, es geht nicht darum, das Kind satt zu bekommen. Es wird Sie wissen lassen, wenn es genug hat. Es wendet den Kopf ab, verschließt den Mund oder spuckt die Nahrung aus. Zwingen Sie das Kind zu nichts. Es weiß schon, warum es nichts mehr will.

Denken Sie daran, dass ein bißchen Dreck und Unordnung einfach dazugehört. Wenn Sie das akzeptieren, werden Sie nicht so genervt sein, wenn das Kind rumschmiert. Zeitungen, die um den Stuhl herum ausgebreitet werden, sind eine große Hilfe, und Sie werden alles schneller sauber kriegen. Wenn das Kind beim ersten Mal kein Interesse zeigt, dann vergessen Sie einfach das ganze Unternehmen für eine weitere Woche, und versuchen Sie es dann noch einmal. Manchmal hat ein Kind bis zum Alter von 8 oder 9 Monaten kein Interesse an fester Nahrung. Wenn es gesund ist, gibt dieses kein Anlass zur Sorge. Muttermilch wird es weiterhin voll ernähren, bis es dazu bereit ist, andere Nahrung zu akzeptieren. Fahren Sie einfach damit fort, ab und zu feste Nahrung anzubieten. Seien Sie einfach immer freundlich und geduldig dabei. Werden Sie nicht frustriert und ärgerlich, wenn die Nahrung verweigert wird.

Je weiter die Nahrung von seinem natürlichen Zustand abweicht, desto mehr nimmt der Nährwert ab. Trockenobst oder Obst aus Dosen haben weniger Nährwert als frisches oder tiefgefrorenes; raffinierte Getreide weniger als Vollkorn, und geschälter Reis weniger als brauner (Instantreis hat am allerwenigsten).

Vermeiden Sie alle Nahrungsmittel, die Zucker oder künstliche

Süßmittel enthalten. Zucker hat keine Vitamine, Mineralstoffe oder Eiweiße, und trägt zu Übergewicht bei, was Folgen für das ganze Leben hat. Er verwirrt und verführt ebenso den Appetit, da gesüßte Nahrungsmittel dazu neigen, den Hunger zu stillen und damit gesunde Nahrungsmittel zu ersetzen.

Lassen Sie die Nahrungsmittel am Anfang sehr einfach sein - ein Häuflein Nahrung auf einem unzerbrechlichen Teller und eine kleine, unzerbrechliche Tasse, zu einem Drittel mit Wasser oder Saft gefüllt. Zögern Sie nicht, Nahrungsmittel, die schon vorgestellt wurden, miteinander zu kombinieren und zu vermischen; oft wird ein Kind ein neues Nahrungsmittel mit Argwohn betrachten, aber es akzeptieren, wenn es mit etwas vermischt ist, was es schon kennt. Eine preiswerte Babynahrungsmittelmühle kann sehr praktisch sein, um angemessenen Mahlzeiten eine pürierte Konsistenz zu geben. Denken Sie daran: Kinder aßen zermuste Nahrungsmittel vom Tisch der Eltern, lange bevor es Fertigbabynahrung in Gläschen gab!

Nahrung, die mit dem Finger gegessen werden kann, trägt zu einer zunehmenden Kontrolle und Koordination von Hand, Augen (und Mund!) bei (zum Beispiel zerdrückte, gekochte Erbsen, gehackte oder zerdrückte Stücke gut gedünsteter Möhren und Brokkoli, Avocadoschnitten, gedünstete Kartoffelstücke, zerdrückte Bananenstücke, und geschälte Birnen). Aprikosen, Ananasstücke und anderes Obst sind zum Knabbern geeignet und können anstelle von Süßigkeiten gegeben werden.

Bei allen frühen Erlebnissen des Kindes mit dem Essen sollten Sie ihm jede Möglichkeit lassen, sich selbst mit dem Finger zu füttern, aber seien Sie zur Stelle, um mit einem Löffel zu helfen. Wenn das Kind mit dem Löffel experimentieren möchte, ermuntern Sie es und nehmen Sie einen anderen Löffel für sich selbst.

Geben Sie dem Säugling mehr von einem Nahrungsmittel, wenn er anzeigt, dass er mehr will. Wenn er nicht mehr will, hören Sie auf. Überreden, drängen, schmeicheln oder zwingen Sie den Säugling nicht dazu, zu essen. Wenn er ein bestimmtes Nahrungsmittel nicht essen möchte, versuchen Sie es mit etwas anderem. Säuglinge, denen eine freie Auswahl von ausschließlich guten, nahrhaften Lebensmitteln gelassen wird, neigen dazu, ihre eigene Ernährung ausgewogen zu gestalten. Die Mutter sollte immer von dem Essen vorkosten, aber daran denken, dass sie eine Vorliebe für salzige Nahrung oder viel Zucker entwickelt haben könnte. Die Säuglinge sollten mit dem feinen Eigengeschmack der Lebensmittel vertraut werden, anstatt mit konzentrierten zuckerigen und salzigen Lebensmitteln den Geschmackssinn zu desensibilisieren. Wenn es um Säuglingsnahrung geht, ist das Milde das Beste.

Wenn ein bestimmtes Nahrungsmittel eine Reaktion wie Rötung der Haut, wunder Po oder wunde Münder auszulösen scheint, streichen Sie dieses Nahrungsmittel für eine Woche, und versuchen Sie es dann nochmal. Wenn es dieselben Wirkungen zwei oder dreimal zeigt, lassen Sie es mindestens sechs Monate lang weg.

Menschen, einschließlich Säuglinge, sind soziale Wesen. Ihr Kind möchte wahrscheinlich gern zu den Zeiten essen, wenn die restliche Familie isst. Stellen Sie einfach seinen Hochstuhl neben Ihren Platz am Eßtisch. Das Kind wird vermutlich die restliche Familie nachahmen und so wird es bald mit einem Löffel und mit der Banane experimentieren.

Das Kauen

Das Säuglingsalter ist die Zeit, in der sich das Kauen am leichtesten entwickelt. Viele Probleme mit der Verdauung und ein Ungleichgewicht der Nährstoffe könnten vermieden werden, wenn wir unser Essen nur gut zerkauen.

Vergessen Sie Zwieback, Kräcker und Brezeln, da sie Weißmehlprodukte ohne viel Nährwert sind. Getoastete Ecken Vollkornbrot funktionieren gut als Hilfe beim Zahnen. Roher Sellerie, Möhren oder Äpfel sind gute Nahrungsmittel, mit denen das ältere Kleinkind Kauen üben kann, aber die Aufsichtsperson sollte aufpassen, dass das Kind nicht etwas verschluckt oder an etwas erstickt.

Lassen Sie niemals Kleinkinder unbeaufsichtigt, wenn Essen in ihrer Reichweite ist, da sie schnell daran ersticken können. Diese Warnung gilt auch bei Erdnussmus, Äpfeln, Möhren, Gluten und ähnlichen Nahrungsmitteln. Bringen Sie Ihren Kindern bei, gut zu kauen, niemals mit Essen im Mund zu rennen und nicht zu große Stücke auf einmal abzubeissen.

Alle Erwachsenen, besonders junge Eltern, sollten wissen, wie eine verstopfte Luftröhre freigemacht wird, bei Erwachsenen wie bei Kindern. Bevor ein Unfall passiert, lassen Sie sich Instruktionen von Ihrem Hausarzt/ Kinderarzt geben, und/ oder nehmen Sie an einem Kurs in Herz-Lungenwiederbelebung beim Roten Kreuz teil.

Ballaststoffe - Zuviel des Guten vermeiden

Exzessive Ballaststoffmengen sollten bei der Ernährung des wachsenden Kindes vermieden werden. Die Mahlzeiten können schon auf Vollkorngetreide und Hülsenfrüchte aufgebaut sein, um übermäßige Ballaststoffmengen zu vermeiden sollte aber folgendes beachtet werden:

1. Obst und Gemüse ungeschält kochen, um Nährstoffe zu erhalten.

2. Verwenden Sie mittlere Mengen an ballaststoffarmen, aber Eiweiß- oder kalorienreichen Nahrungsmittel (hohe Nährstoffdichte), wie Nussmuse, Tahin (Sesammus), Kichererbsenhummus, pürierte Bohnen, mit Avocado und/ oder Nussmus vermischt, sowie Mixersalate. Hummus, aus Kichererbsen und Tahin, ist ein schmackhaftes Nahrungsmittel, das Kleinkinder lieben; es hat viel Eiweiß, Kalzium und viele essentielle Fettsäuren und sollte verwendet werden, und den Gehalt an diesen wichtigen Nährstoffen zu vergrößern. Avocado, mit viel Riboflavin, essentiellen Fettsäuren, Potassium und Kupfer, kann mit ein bißchen Wasser, Obstsaft oder Apfelmus verrührt werden, um seine feste Konsistenz zu lockern. Rohe, ungesalzene Nussmuse (Erdnuss, Mandel, Cashew usw.) sind bei Kindern heiß geliebt, und können sogar auf Selleriestangen oder anderes rohe Gemüse gestrichen werden, um die Kinder dazu zu ermutigen, neue Nahrungsmittel auszuprobieren. Nussmuse direkt aus dem Glas liegen meist schwer im Magen und lösen so Verdauungsprobleme beim Kind aus. Ein praktischer Serviervorschlag ist es, ein oder zwei Esslöffel Nussmus mit einer kleinen Menge Wasser oder mit Obstsaft oder zerdrücktem Obst zu vermischen, und das Mus zu einer Creme zu verarbeiten.

3. Verwenden Sie neben Vollkornprodukten auch einige raffinierte Getreideprodukte, wie Weizenmehl in Brot und Gebäck, weißer Reis, Nudeln, Couscous etc.

4. Servieren Sie Obstsäfte wegen ihres Kalorien- und Vitamingehaltes und Fruchtaufstriche aus getrockneten Datteln, Aprikosen, Rosinen usw., die über Nacht eingeweicht, püriert und auf Brot oder Reisbräckern serviert werden.

5. „Vollfette" Sojamilch, mit Kalzium, Vitamin D und B 12 angereichert (siehe Anhang V - Milchersatz), sollte zum Trinken angeboten werden, um die Kalorien- und Fettzufuhr zu sichern und um das Nervensystem und andere lebenswichtige Organe zu entwickeln und für einen ausgeglichenen Hormonhaushalt zu sorgen.

Beispiel: Mahlzeiten eines Tages für ein aktives, hungriges Kind

Um den hohen Nährwert der veganen Kost für Kinder zu veranschaulichen, werden wir jetzt sehen, wie die unten angegebenen Beispiele den Eiweiß-, Kalzium- und Eisenbedarf des Kindes decken werden. Für den kleineren Ernährungsbedarf von Kindern basieren die folgenden Zahlen auf halben Portionen und gehen von der Hälfte des Nährwerts der Mahlzeiten in Anhang V aus. Rezepte für sechs weitere Tage werden im Anhang III geboten.

Frühstück

30g Vollkornfrühstücksflocken mit Mandeln und Rosinen, darauf (90g) Soja- oder Sonnenblumenmilch; 1 Scheibe Vollkorntoast mit einem Esslöffel Erdnussmus **Eiweiß: 7,5g KALZIUM: 100mg EISEN: 1,75mg**

Mittagessen

Mittlere Portion Salat mit 1 Esslöffel Tahinsauce, 1 Tasse Suppe (Gemüse/ Bohnen, Reis, Linsen, etc.), und 1 Brot mit 90g Hummusaufstrich mit Salatblättern, Sprossen, Tomate und Tahinsauce, 2 Scheiben Vollkornbrot
Eiweiß: 20g KALZIUM: 300mg EISEN: 7mg

Abendessen

Mittlere Portion Salat oder Karottensalat, 1 Tasse Vollkorn- oder Artischockenspaghetti, 3 Esslöffel Tomaten/Pilz-Sauce; 1 Tasse gedünsteter Brokkoli oder Wirsing, 2 Esslöffel Tahin- oder Hefeflockensauce
Eiweiß: 13g KALZIUM: 300mg EISEN: 5mg

Nachtisch und Zwischenmahlzeiten

1/2 Tasse Mandeln und Rosinenmischung oder: ein 120ml Glas Sojamilch (mit Kalzium und Vitamin D-angereichert), 2 Haferflockenkekse, oder: 120g Fruchtpüree mit 60g Tofu oder: Vollkornbrot mit Erdnussmus und Gelee **Eiweiß: 5g KALZIUM: 100mg EISEN: 2mg**

Ein solcher Tag wird ein wachsendes Kind unter 10 Jahren mit mehr als 45g sanft-absorbierbarem, hochwertigem Eiweiß für sein Wachstum, mehr als 800mg Kalzium für starke Knochen und mehr als 15mg Eisen für die Herstellung von gesundem Blut ausstatten. Und alles, ohne Fleisch oder Milchprodukte zu konsumieren!

Kindheit und Jugend

Wenn die Kinder älter werden, lieben sie ein Frühstück mit Obstschalen, Vollkornmüslis mit Sonnenblumenmilch, gehackten Mandeln und Rosinen oder Rührtofu mit Toast und Erdnussmus. Als Mittagessen sind bei jungen Leuten Bratlinge mit reich garnierten Vollkornbrötchen sehr beliebt. Gemüsesuppen mit Vollkornbrot, chinesische oder italienische Hauptspeisen (gebratenes Gemüse über Reis, Tofulasagne, Spaghetti mit Tomatensauce etc.) oder Bratlinge in kleinen Portionen als Abendessen werden schnell zum Leibgericht von Kindern. Kinder, die früh im Leben gesunde vegane Mahlzeiten vorgesetzt bekommen, werden in dem Bewusstsein aufwachsen, dass tierproduktfreie Mahlzeiten „normal" sind, und dass sie fettigem Fleisch, Milchprodukten und Imbissnahrung vorzuziehen sind.

Nehmen Sie Obst für zwischendurch, wenn der Heißhunger kommt, und als Nachtisch: Trauben, Pfirsiche, Äpfel, Birnen, Bananen, Erdbeeren, Blaubeeren etc. Mischen Sie mal Früchte in einem Obstschälchen, mit Sonnenblumenkernen und Obstsaft garniert und mit einer Prise Zimt. Melonenschnitten oder Grapefruitscheiben dienen gut als Ersatz für Süßigkeiten, außerdem getrocknete Aprikosen, Pflaumen, Ananas, Rosinen, Äpfel, Birnen etc. Fruchtpürees, zum Beispiel Bananen-Tahin-Malz, ersetzen Milchshakes.

Eine Mischung aus Erdnüssen, Mandeln, Sonnenblumenkernen und Rosinen ist ein beliebter Snack. Zusätzlich können Sojajoghurt, Bananeneiskrem, vegane Backwaren (wie Apfelkuchen, Vollkornkuchen, Kekse, Bananenbrot usw.) als nahrhafte Leckerbissen genossen werden.

Eine so beschaffene tägliche

Kost wird den Bedarf an Eiweiß, Kalzium, Eisen und an anderen lebenswichtigen Nährstoffen leicht decken oder überschreiten.

Denken Sie daran, dass zusätzliches Eiweiß, Kalzium und Eisen immer der Kost des Kindes hinzugefügt werden kann mit „Nährstoffbomben" wie Haferkeksen, Erdnussmus mit Fruchtaufstrich auf Vollkornbrot, Hummus (Kichererbsenpüree) auf Pitabrot, eine Extra-Handvoll gehackte Mandeln und Rosinen oder ein Stück Tofulasagne vom letzten Abendessen. Texturiertes SojaEiweiß (TVP), in allen Reformhäusern erhältlich, ist trockenes Soja-Eiweißgranulat, das in Wasser eingeweicht zu kleinen, kaubaren Stücken wird, die Spaghettisaucen, Chilis, Eintöpfen und Suppen beigegeben werden können und die den Eiweißgehalt des Gerichts vergrößern.

Denken Sie daran, dass Kinder dazu neigen, kleinere Mengen zu essen, dafür aber häufiger am Tag. Sie sollten deshalb jederzeit Zugang zum Kühlschrank haben und dieser sollte mit gesunden Nahrungsmitteln gefüllt sein.

Achten Sie auf das Wetter: Hitze wird den Bedarf und die Wünsche des Kindes steigern, so wie ein kälteres Klima oder ein verregneter Tag. Sobald Kinder anfangen zu erkennen, dass vegane Kost die „richtige" ist, werden sie sich ihre Lieblingsspeisen darunter aussuchen. Sie werden nach gesunden, nahrhaften Hauptspeisen und Snacks fragen und diese zu schätzen wissen.

Brauchen Kinder Nahrungsergänzungs-präparate?

Ich bin mir sicher, dass es prinzipiell möglich ist, Kinder ausschließlich mit vollwertigen, natürlichen Nahrungsmitteln aufwachsen zu lassen, ohne dass sie je eine Vitamintablette nehmen. Allerdings ist das in der Praxis wohl ein Ausnahmefall, da die meisten Kinder kommerziell erhältliche und verarbeitete Produkte vorgesetzt bekommen, deren Vitamingehalt niedriger sein könnte, als das, was das Kind für eine optimale Gesundheit benötigt.

Vitamin B 12

Vitamin B 12 wird, wie wir schon gehört haben (nur) von Bakterien hergestellt, die in der Erde leben sowie in unserem Speichel und im Darm. Die Leber speichert Vitamin B 12 und funktioniert so als B 12-"Puffer".

Vitamin B12 ist für die Bildung von roten Blutkörperchen und für eine richtige Nervenfunktion nötig. Es ist aber auch lebenswichtig für eine normale Entwicklung der Größe und des Gewichts. Eltern, die ihre Kinder vegan aufziehen, müssen sicherstellen, dass angemessene Mengen B 12 in der Ernährung vorkommen. Die drei häufigsten Arten, die B 12-Zufuhr zu sichern, sind:

(a) Nahrungsmittel verwenden, die mit Vitamin B 12 angereichert worden sind. Diese sind zum Beispiel angereicherte Frühstücksflocken, Brot, Sojafleischprodukte und verschiedene Sojamilchsorten (sowie Multivitaminsaft). Hefeflocken - (diese sollten dem Kind nicht gegeben werden, bevor es 1 Jahr alt ist, da sie konzentrierte Purine enthalten, die eventuell den Nieren eines Säuglings zusetzen können) - und Tempeh enthalten schwankende Mengen Vitamin B 12 und man sollte sich nicht auf sie als einzige B 12-Quelle verlassen. Lesen Sie die Etiketten, um zu sehen, ob „Vitamin B 12" oder „Cyanocobalamin" hinzugefügt worden ist, und ob die Zufuhr insgesamt durchschnittlich etwa 2 bis 3 Mikrogramm täglich beträgt.

(b) Der Koch in der Familie kann ein paar Mal die Woche zwei 25 Mikrogramm-Tabletten Vitamin B 12 zerdrücken und etwas von diesem Pulver zu Salatsaucen, Suppen, Säften, zermustem Obst oder Sojamilch geben.

(c) Dem Kind kann ein Vitamin B 12-haltiges Präparat gegeben werden, wie in dem Kapitel „Präparate" empfohlen wird.

„Genug Vitamin B 12 zu sich zu nehmen" sollte jedenfalls nie der Grund dafür sein, einem Kind Fleisch oder Milchprodukte zu geben.

Riboflavin (Vitamin B 2)

Dieses wichtige Vitamin, das bei der Energieproduktion benötigt wird, kommt in Weizenkeimen, Sojabohnen, grünem Blattgemüse, Hefeflocken, Avocados (eine besonders reichhaltige Quelle), Mandeln, und in angereicherter Soja-Babynahrung vor. Die vegane Kost, die diese Nahrungsmittel enthält, sollte den Riboflavin-Bedarf decken, aber auch hier wird ein Tropfen eines Vitamin-Präparats alle Zweifel aus dem Weg räumen.

Kalziumbedarf bei Kindern und Jugendlichen

Alter	durchschnittl Kalziumgesamtzufuhr durch das Essen	empfohlen Menge an zusätzlichem Kalzium	Total
(Jahre)	(mg)	(mg)	(mg)
1 bis 3	400	400	800
4 bis 6	500	300	800
7 bis 10	500	300	800
11 bis 21	1000	250	1250

Vitamin D

Wie in dem Kapitel über Schwangerschaft vorgestellt, wird Vitamin D für die Kalziumresorption aus dem Darm benötigt und ist eigentlich ein Hormon, das von unserem eigenen Körper hergestellt wird, wenn Sonnenlicht auf unsere Haut gelangt. Der Vitamin D-Bedarf kann dadurch gedeckt werden, dass die Haut des Kindes täglich 15 Minuten lang der Sonne ausgesetzt wird; wir müssen es nicht unbedingt über die Ernährung aufnehmen. Dieses Vitamin, in den Sommermonaten hergestellt und in der Leber gespeichert, kann den Winter hindurch reichen. Rachitis (weiche, kalziumarme Knochen durch Vitamin D-Mangel) dürfte nie bei veganen Kindern vorkommen, die mindestens 15 Minuten täglich an die Sonne kommen. So ist die Zeit, die selbst an einem kalten Wintertag am offenen (Süd-) Fenster bei Sonnenbestrahlung eine halbe Stunde lang täglich genossen wird aus ernährungswissenschaftlichen und psychologischen Gründen wichtig für das Kind.

Wenn es das Wetter zulässt, können Säuglinge zum Nickerchen, zum Füttern und zum Spielen nach draussen gebracht werden. Mütter können diese Zeiten mit ihren Kindern verbringen, während sie etwa lesen, essen oder Gemüse für das Abendessen putzen.

Vegane Kinder, die in nördlicheren Breitengraden Schwierigkeiten haben könnten, ihre 15 Minuten Sonne täglich zu bekommen, sollten zusätzlich Vitamin D-Präparate bekommen. Da überschüssige Mengen Vitamin D giftig wirken können, sollte die tägliche Menge auf 400 IE beschränkt werden (siehe Kapitel über Schwangerschaft: Vitamin D-Präparate).

Kalzium

Bei einem veganen Kind sollte eine angemessene Kalziumzufuhr gesichert sein. Glücklicherweise kommt Kalzium ja reichlich in Pflanzen vor. Und schließlich erhalten Kühe ihr Kalzium dadurch, dass sie grüne Pflanzen essen und nicht etwa durch Kuhmilch.

Die meisten veganen Kinder werden keine Kalziumpräparate benötigen. Eltern sollten ihren Kindern dabei helfen, Kalziumquellen der veganen Kost zu identifizieren und zu geniessen, einschließlich der folgenden:

1) Grünzeug - Brokkoli, Grünkohl, Wirsing, Senfgemüse...
2) Hülsenfrüchte - Tofu, Kichererbsen, Bohnen ...
3) Kerne - Sonnenblumenkerne, Sesam/Tahin, Kürbiskerne..
4) Nüsse - Mandeln, Haselnüsse, Cashews, Nussmuse...

Andere Quellen sind zum Beispiel: Orangen, Rosinen, Feigen, Datteln, Aprikosen, Zuckerrübensirup/ Melasse und manches Trinkwasser („hartes Wasser" enthält Kalzium). Bieten Sie zwischendurch kalziumreiches Kichererbsen/Tahin-Hummus an, das Kinder als Brotaufstrich gern essen. Ein Mandel/Rosinen/Sonnenblumenkerne-Mischung für Kinder zum Knabbern wird ebenfalls sowohl die Kalzium- als auch die Eiweißaufnahme vergrößern und dies bis zu 500mg täglich. Im Alter von einem Jahr können auch flüssige Kalziumpräparate zu Säften, Suppen und anderen Nahrungsmitteln gegeben werden, falls es noch Zweifel an der Angemessenheit der Kalziumzufuhr in der Ernährung gibt, um die gesamte Kalziumeinnahme den empfohlenen Mengen anzugleichen. Das Kalzium sollte in der „Ascorbat"-form (mit Vitamin C kombiniert - sprechen Sie mit Ihrem Apotheker oder Naturkostverkäufer) und auch mit einer ausgleichenden Menge Magnesium kombiniert - etwa 250mg Magnesium zu 500mg Kalzium - sein.

Lesen Sie das Etikett des Kalziumpräparates, um die Kalziummenge in jedem Teelöffel zu bestimmen, und halten Sie sich an die Richtlinien auf Seite 81.

Eisen

Eisenvorräte müssen mit der Blutbildung des Kindes Schritt halten können. Die eisenhaltigen grünen Gemüse, Hülsenfrüchte, Vollkorn- und angereicherte Getreide, Melasse und Trockenobst wie Rosinen, Aprikosen und Datteln, die schon erwähnt wurden, sollten den Grossteil des Eisenbedarfs decken. Gut gekochtes Grünzeug, mit einigen Rosinen und Rübensirup püriert, ergibt ein eisenreiches Mus, das Kleinkinder und ältere

Kinder auf Reiskräckern oder mit Getreide vermischt lieben. Eine Tablette mit 50 oder 100mg Vitamin C mit im Mixer wird die Eisenresorption vergrößern.

Im Alter von 5 bis 6 Monaten sollten die Eisenspeicher des Säuglings bei einem Bluttest gemessen werden (mit der Fingermethode). Falls ein Eisenmangel (Anämie) vorliegt, werden Eisenpräparate in Form von Tropfen empfohlen. Im Alter von acht Monaten können Reisbreie verabreicht werden, die mit Eisen angereichert wurden.

Kuhmilch kann bei einigen Kindern zu Darmblutungen führen. Dieser stetige Blutverlust kann zu kindlicher Anämie beitragen. Milchtrinken sollte daher immer als Ursache für Anämie in Betracht gezogen und deshalb vom Speiseplan gestrichen werden (56).

Es ist überhaupt nicht nötig, rotes Fleisch, Leber oder andere Fleischprodukte zu essen, um genug Eisen zu bekommen.

Zink

Zink, das für ein angemessenes Wachstum, gesunde Haut und ein starkes Immunsystem benötigt wird, kommt in angereicherten Frühstücksflocken, Vollkorngetreide, grünem Blattgemüse, Pilzen, Kernen (besonders Sesam/Tahin), Hülsenfrüchten, Tofu, Miso, Weizenkeimen und Hefeflocken vor. Obwohl Zink aus diesen Nahrungsmittel-Quellen wahrscheinlich ausreichen wird, sollte es keine Zweifel geben dürfen, ob die Vorräte dieses lebenswichtigen Elements für das wachsende Kind ausreichen. Lesen Sie daher das Etikett des Multivitamin/Mineralstoffpräparats, das Sie Ihrem Kind geben, um sicherzugehen, dass es die folgenden Mengen Zink enthält:

6 Monate/1 Jahr: 5mg tägl.

1 Jahr bis 10 Jahre: 10mg tägl.

11 Jahre bis erwachsen: 15mg tägl.

Falls diese Zinkmengen nicht vorkommen, fügen Sie ein zusätzliches Zinkpräparat hinzu. Granulierte Zinktabletten oder ein flüssiges Präparat können zu Saucen, Salatsaucen, püriertem Obst usw. gegeben werden.

Ratschlag zu Präparaten

Um die angemessene Vitaminzufuhr bei Kleinkindern zu sichern, kann und sollte eine Pipette mit kommerziellen Vitaminen täglich dem gemixten Salat oder anderer Kleinkindnahrung beigefügt werden, bis der Konsum des Kindes an frischem Gemüse angemessen zu sein scheint. Eine solche Vorgehensweise wird 400 IE Vitamin D, 1,5 Mikrogramm Vitamin B 12, 10mg Eisen und 0,6mg Riboflavin liefern, welches die Nährstoffe sind, die veganen Kindern am ehesten fehlen könnten.

Während der Kindheit und der Jugend wird ein Standard-Multivitamin- und Mineralstoffpräparat (vegetarisch) 3-6 mal die Woche empfohlen, besonders um die Vitamin B12-Zufuhr zu garantieren.

Wie die Eisenzufuhr garantiert werden kann, wurde schon besprochen, und wenn Blutwerte es als angezeigt erscheinen lassen, sollten flüssige Eisenpräparate angewendet werden.

Kalziumpräparate sollten, wenn nötig, wie in dem entsprechenden Kapitel besprochen verabreicht werden.

Präparate werden den Vitaminbedarf des wachsendes Kindes decken.

Nochmal (und zum letzten mal): es gibt keinen Grund, Fleisch- und Milchprodukte in die Ernährung eines Kindes einzubeziehen, um lebenswichtige Vitamine oder andere Nährstoffe zu erhalten.

Fette
essentielle Fettsäuren

Diese öligen Stoffe sind für die Gesundheit der Haut, der Nerven, des Blutes, bei der Produktion von Adrenalin und anderen Hormonen und für das Wachstum des Kindes wichtig. Alle fettigen Nährstoffe, die der menschliche Organismus braucht, kommen in den pflanzlichen Ölen vor, besonders in Vollkorngetreide, Hülsenfrüchten, Nüssen, Kernen und Speiseölen wie Oliven-, Erdnuss- und Distelöl. Einigen Kindern (besonders die, die tierische Fette aus verarbeiteten Lebensmitteln konsumieren und fettes Fleisch essen, das die Aufnahme hochwertiger Pflanzenöle blockiert) könnten diese lebenswichtigen Öle, die gesunde Haut und Hormone schaffen, fehlen. Ein Kind mit Anzeichen von Ölmangel, wie etwa trockene Haut, glanzloses Haar, brüchige Nägel oder besondere Reizbarkeit, würde wahrscheinlich von einem halben Teelöffel Leinsamenöl, der täglich auf Brot oder ins Essen gegeben wird, profitieren. Dies sollte fortgeführt werden, bis ein besseres Gleichgewicht an Fettsäuren in der Ernährung durch mehr Sonnenblumenkerne, Olivenöl, Avocados, Nussmus etc. erreicht wird. Dabei die tierischen Fette streichen, da sie die normale Fettsäurefunktion stören.

Süßigkeiten

Kinder soll nicht das Gefühl bekommen, dass ihnen etwas vorenthalten wird, wenn sie von der westlichen Fast-Food-Ernährung weggeführt werden. Kinder scheinen Süßes nicht wegdenken zu können, und die vegane Kost bietet viele Leckerbissen, die jedes Schleckermaul zufriedenstellen würden. Allerdings muss die richtige Einstellung gegenüber Süßigkeiten früh entwickelt werden. Wenn Kinder im Laden nach Süßem und Kaugummi betteln, ist es das Beste, nicht nachzugeben. Bei Heißhunger auf Süßes fangen Sie damit an, Ihre eigenen Süßigkeiten zuzubereiten, etwa nach Rezepten für „Carobkugeln", Kuchen und anderen Köstlichkeiten, die in veganen Kochbüchern vorkommen. Verwenden Sie Carobpulver nach Belieben; je älter die Kinder werden, desto eher werden sie es der Schokolade vorziehen.

„Schokoladenpralinen" können im Mixer oder in der Küchenmaschine hergestellt werden, mit Carobpulver, Erdnussmus, Wasser und einem Süßmittel wie Sorghum oder Ahornsirup. Diese Pralinenmasse kann als Kuchenglasur, zum Garnieren einer Süßspeise, oder tiefgefroren als fester Leckerbissen verwendet werden. Ein nahrhaftes Schokoladengetränk wird hergestellt, indem man Carobpulver zu Sonnenblumenmilch im Mixer gibt. Probieren Sie als Eiskremersatz tiefgefrorene, geschälte, reife Bananen, die zylinderförmig geschnitten und mit Tahin oder Pralinenmasse serviert werden. Eine halbe Banane am Stiel oder Obstsaft in Eiswürfelformen gegossen können als Süßigkeit gereicht werden - und sind einfach zuzubereiten. Wenn püriertes Obst gefriert, ergibt es ein leckeres Sorbet. Im Mixer kann milchfreier Joghurt schnell zubereitet werden mit

Tofu, tiefgefrorenem Obst und Obstsaft, wobei der Geschmack nicht säuerlich ist wie bei einem Milchjoghurt. Tofujoghurt kann tiefgefroren und zu einem späteren Zeitpunkt gegessen werden. Neuerdings gibt es manchmal Sojaeis oder Joghurt in Naturkostläden/ Reformhäusern (auch in Deutschland, Anm. d. Übers.). Obwohl sie verarbeitete Lebensmittel sind, die am besten in Massen genossen werden, sind sie den üblichen fettreichen und zusatzstoffhaltigen Eiskrem- und Milchprodukten vorzuziehen. Helfen Sie Ihren Kindern dabei, ihren Konsum an Süßigkeiten zu mäßigen, und auf jeden Fall dabei, zu lernen, die Zähne nach jedem süßen Genuss zu putzen (mit Zahnbürste und Zahnseide). Nehmen Sie nicht Honig als Süßmittel. Er ist eine Insektennahrung, nicht für den menschlichen Verzehr bestimmt, und ist für Fälle von tödlichem Botulismus bei Säuglingen verantwortlich gewesen (57). Süßmittel wie Ahornsirup, Gerstenmalz, Reissirup, Dattelzucker und Sorghum sind besser, wobei geschredderte Kokosnuss, gehackte Nüsse und Kerne, Obstsäfte, konzentrierter Obstsaft und Obst wie Rosinen, Datteln und Ananas in vielen Rezepten als Süßmittel dienen können.

Apropos Geburtstagspartys:

Es könnte Probleme geben, wenn ein veganes Kind eine Geburtstagsfeier in einem nichtveganen Haushalt besucht. Wenn Sie dem Kind veganes Gebäck und Leckereien mitgeben, könnte dies zur Lösung der Probleme beitragen. Wenn sie keine Möglichkeit haben, den Eltern des Gastgebers Veganismus zu erklären, sagen einige Eltern den Gastgebern, dass ihr Kind auf einer speziellen Diät ist und deshalb seine eigene Bewirtung mitbringen wird. Wenn das vegane Kind Geburtstag feiert, können zahlreiche Süßigkeiten, z.B. eine Torte ohne Milch und Ei, zubereitet werden, so dass alle es geniessen. Vegane Kost bietet, wie in vielen guten Kochbüchern vorgestellt wird, einiges an Gebäck wie Kekse, Kuchen, Apfelstrudel und Bananenbrot, alles ohne Eier, Zucker oder Milchprodukte.

Noch mehr nahrhafte Ideen

✓ Kinder werden ohne Vorliebe für „Junk-Food" geboren. Solche Vorlieben werden durch das Essen, das sie auf Feiern, bei Freunden, zu Hause oder in der Schule bekommen, angeeignet. Natürlich sind Süßigkeiten, die von den Eltern aus dem Laden nach Hause mitgebracht wurden, die größte Versuchung für Kinder.

Vermeiden Sie es, Ihr Kind auf den gesundheitszerstörenden Weg des Fast-Food (Fett!), weißen Zuckers, der Weißmehlprodukte und anderer süchtig machender Süßigkeiten zu bringen. Wenn die ungesunden Nahrungsmittel nicht gekauft und in Ihr Haus gebracht werden, essen sie die Kinder sie wahrscheinlich seltener.

Wenn Jugendliche in Ihrem Haushalt schon eine Vorliebe für Burger, Milchshakes usw. entwickelt haben, informieren Sie sich ausführlicher über die vielen leckeren Alternativen (garnierte Getreidebratlinge, Tofupizzen, Spaghetti, Lasagne, Bananenmalz, Carobgebäck etc.), die von der veganen Küche angeboten werden, und fangen Sie an, diese schmackhaften Gerichte anzubieten. Sie werden erstaunt sein, wie schnell Ihr Kind es lernt, nach diesen gesunden Mahlzeiten und Imbissen zu fragen.

✓ Lassen Sie nie das Abendessen zum Schlachtfeld werden! Nur kein Machtkampf mit dem Kind! Laden Sie Ihr Kind als Mitglied der Familie zum Tisch ein, aber wenn es nicht essen möchte, streiten Sie sich nicht. Zeigen Sie ihm stattdessen, dass die Mahlzeit warten kann (während Sie das Essen in den Kühlschrank packen), und wenn das Kind hungrig genug wird um zu essen, zeigen Sie, dass Sie froh sein werden, es wieder auf den Tisch zu stellen. Machen Sie sich keine Sorgen, Ihr Kind wird sich nicht zu Tode hungern; Hunger ist eine starke Motivation und ein junger Mensch wird bald lernen, dass Abendessen Essenszeit ist.

✓ Um die übermäßigen Mengen Zucker und Fett zu vermeiden, die in den meisten Schulessen vorkommen, packen Sie Ihrem Kind ein gutes Mittagessen zum Mitnehmen ein, wie herzhafte Brote, eine Thermoskanne mit Suppe, eine Plastikdose mit Salat, und gesunde Leckereien als Nachtisch.

Die Versuchung des Junk-Food wird geringer werden, Ihr Kind wird gesünder bleiben und anderen Kindern ein gutes Beispiel sein. Seien Sie sich bewusst, dass Lehrer und Mitschüler Druck auf Ihr Kind ausüben könnten, von ihren Nahrungsmitteln zu kosten, eben auch einschließlich der Fleisch- und Milchprodukte. Der Druck, tierische Nahrungsmittel zu essen, wird verschwinden, wenn Sie Ihre Überzeugung, dass vegane Ernährung voll ausgewogen und nahrhaft ist, zum Ausdruck bringen.

✓ Packen Sie eine Thermoskanne Sojamilch und einen Getreidebratling mit ein, was wie das Mensa-Essen aussieht, es aber ganz sicher nicht ist.

Bei Schulessen scheint man sich immer mehr in Richtung Vollwertkost zu bewegen. Wenn Sie ein Kind im öffentlichen Schulsystem haben, können Sie sich dafür einsetzen, dass die Schulmensa ihr Angebot an Vollwertkost erweitert.

Es hat schon Erfolgsmeldungen von Salattheken in Grundschulmensen in vielen Städten gegeben. Auch Süßigkeitautomaten wurden schon aus Gymnasien entfernt. Es ist möglich, Colagetränke durch Obstsäfte zu ersetzen und süße Riegel durch Trocken- und frisches Obst. Den Schulsystemen wird langsam bewusst, dass die Ernährung ihrer Schüler Verbesserungen bedarf. Arbeiten Sie mit ihnen zusammen, um die Qualität des Schulessens zu erhöhen. Natürlich: je mehr vegane Hauptgerichte, Beilagen und Nachtische auf der Speisekarte, desto besser.

✓ Denken Sie daran: „die Erwachsenen sind die Vorbilder der Kinder“. Was wir unseren

Kindern zu essen geben, setzt den Rahmen für die Gesundheit oder Krankheiten des ganzen Lebens. Kinder lernen durch Nachahmung; wenn sich die Eltern gesund ernähren und ohne tierische Produkte, ist es einfacher, gute Eßgewohnheiten festzusetzen, die die Kinder auch befolgen werden

✓ Kinder scheinen von Natur aus betroffen zu sein, wenn sie das erste mal erfahren, dass das Huhn oder Lamm, das sie gerade essen, einst eigentlich ein stolzes Huhn oder kuscheliges Lamm war, das sie geliebt haben. Diese Reaktion ist ganz natürlich und sollte eine Lektion für Kinder und Erwachsene sein, wie sie ihre Nahrung zusammenstellen. Die tieferen Aspekte einer Ernährung frei von tierischem Fleisch und Milch sind wichtige Themen, die liebevolle Diskussionen und Erforschung durch Familienmitglieder ermöglichen.

✓ Kinder benötigen mehr als nur Nahrung, um gesunde, glückliche Erwachsene zu werden. In einer harmonischen Umgebung aufzuwachsen, wo Eltern liebevoll miteinander sprechen und Auseinandersetzungen konstruktiv lösen, ist der Schlüssel dazu, ein sanftes Gemüt zu entwickeln. Kinder sollten früh mit erholsamer Musik bekannt gemacht werden und lernen, gewaltfreie Spiele zu spielen. Spielzeug und Fernsehsendungen sollten von Eltern und Kind nach Gewaltfreiheit und, soweit wie möglich, nach dem Fehlen von ausbeuterischen Geschlechterrollen-Stereotypen, ausgesucht werden. Eltern sollten die Kinder bei Spaziergängen durch den Park, durch Waldgebiete oder andere grüne Schauplätze begleiten, um die Liebe zur Natur zu wecken. Früher, häufiger Kontakt mit sanften Tieren bestärkt die natürliche Liebe und die Beschützerinstinkt des Kindes. Einem Kind dabei zu helfen, zu einer starken, wissensdurstigen und sensiblen Person aufzuwachsen, ist das Beste, was Eltern für ihr Kind tun können.

Weitere gute Nachrichten

Sie gehen kein Risiko ein, wenn Sie ihr Kind vegan ernähren. Aber es ist auch immer beruhigend, vom Erfolg anderer veganer Eltern mit glücklichen, gesunden veganen Kindern zu hören. Hier sind einige Familien, von denen Sie hören sollten: Marcia Pearson, bekanntes Model, Menschen- und Tierrechtsaktivistin, und ihr Mann, der Trainer Kent MacCormack, sind die Eltern von Tahira, geboren im Frühjahr 1984. Marcia, die seit Jahren vegan lebt, durchlebte eine erfolgreiche Schwangerschaft, und die Wehen und die Geburt verliefen ohne Komplikationen oder übermäßigem Stress. Marcia und Tahira geht es seit der Geburt gut, und Marcia erzählt gerne, wie Tahira die Vorurteile der untergewichtigen und kleinwüchsigen veganen Kinder zerstört. Sie schreibt:

„Ich glaube, dass es ein Irrtum ist, zu behaupten, vegane Babys seien kleiner. Tahiras Geburtsgewicht und Größe war völlig normal: 3600 g und 52cm groß. Im Alter von 5 Monaten war sie auffallend größer als andere Säuglinge in ihrem Alter, aber niemals dick. Im Alter von ein bis zwei Jahren wuchs sie in einem sehr schnellen Tempo. Im Alter von zwei Jahren wog sie 17,2 kg und war 87 cm groß. Im Alter von 2 1/2 Jahren waren ihre Sprachfähigkeiten wie die eines Vierjährigen, und ihr Gedächtnis war besser als das ihrer Eltern! Sie ist sehr aktiv tagsüber und schläft acht bis zehn Stunden nachts, aber manchmal etwas weniger. Bis jetzt ist Tahira größer als alle ihre Altersgenossen... einschließlich vieler Dreijähriger, und ein Arzt hat gesagt, sie sei das muskulöseste Kind, das er je gesehen hat und auf jeden Fall das größte in ihrem Alter.

Er beobachtete ihr Verhalten und meinte zu uns, wir sollten ihr sofort Musik oder Tanzunterricht geben (sie sang Lieder für alle). Er meinte, dass ihr Sinn für Rhythmus, Koordination und Stimme wie der eines Vier- oder Fünfjährigen sei. Natürlich erzählten wir ihm, dass sie vegan lebt und fingen lange Diskussionen an über „wo bekommt sie denn ihr Eiweiß oder Kalzium her?"

Nach etwa 20 Minuten Diskussion sagte er: „Nun, Sie machen wohl irgendetwas richtig!" und meinte, er würde auf jeden Fall Veganismus näher untersuchen. Andere Eltern schätzen sie ebenfalls immer auf zwei Jahre älter als sie ist... Sie ist wirklich ein glanzvolles Beispiel für den Veganismus - besonders ihre geistige und physische Entwicklung.

Also, wenn ich auch bei der These freudig zustimmen würde, dass vegane Kinder aufgeweckter sind, würde ich es nicht bei der Behauptung, dass sie kleiner sind. Die physische Statur der Eltern beeinflusst die Größe des Kindes mehr als die Ernährung. Gesundheit hat nichts mit groß, klein oder mittel gebaut zu tun. Geben Sie den Kindern viel Gutes zu futtern und Liebe, und sie werden so groß werden, wie sie sollen."

George Eisman ist ein eingetragener Diätfachmann und leitete das Community College in Florida. George und Shelley ziehen ihren Sohn, Thomas, mit rein vegetarischer Nahrung groß, und ihm geht es gut. Von Geburt an gestillt, wurde feste Nahrung im Alter von sechs Monaten angeboten mit gekochten Bananen und Pfirsichen, gefolgt von gut gekochtem Gemüse (Süßkartoffel, Möhre, Grünzeug), dann Breie, Brote und Nudeln und zuletzt Hülsenfrüchte (Tofu etc.). Im Alter von elf Monaten war Thomas glücklich, aufgeweckt, aktiv, gerade dabei, seine ersten Schritte zu machen und das meiste Essen vom Tisch mitzuessen.

Thomas bekam keine Vitaminpräparate und hat bisher keine Erkältungen, Ohrinfektionen, laufende Nase oder ähnliche Kindheitsprobleme gehabt. Er bekam niemals Milchprodukte oder raffinierten Zucker, wie jede Person, die ihn am Tisch beobachtet, sehen würde. Thomas glaubt, dass veganes Essen wunderbar ist.

Die vegane Phoenix-Familie

John und Arlyn haben ihre fünf Kinder als Veganer erzogen, hauptsächlich aus ethischen Gründen. Wie Arlyn sagt: „Wir sind Vegetarier, da wir die Unterdrückung von Tieren ablehnen. Wir glauben an Sanftmut, Güte, Ehrlichkeit und Wahrheit. So haben unsere Kinder, während sie Karrieren im Showgeschäft gemacht haben, nie Werbung gemacht für Colagetränke und Fast Food. Du kannst mit deiner Seele keine Kompromisse schließen."

Die Phoenix-Kinder, River, Rainbow, Leaf, Liberty und Summer, alle gesund und aktiv und im Alter von 10 bis 17 Jahren (bei Redaktionsschluss der amerikanischen Ausgabe. Inzwischen ist River Phoenix an den Folgen einer Überdosis Drogen verstorben. Anm.d.Ü.), haben alle in Hollywoodfilmen und Unterhaltungsserien Karriere gemacht. Ihre Erfolgsgeschichten sind in vielen Zeitschriften und Fernsehprogrammen dargestellt worden. Das Streben der Phoenix-Familie nach Gewaltlosigkeit in der Ernährung und in der Lebensweise sowie die Beispiele, die sie setzen, haben ihnen besondere Anerkennung gebracht an den Drehorten, wo ihre Kinder arbeiten.

John und Arlyn teilen folgendes allen Eltern mit:

„Dein Kind vegan zu erziehen ist ein wunderbarer Segen für die ganze Familie. Eine sanfte und gewaltlose Lebensweise ist eine schöne Voraussetzung, und Kinder akzeptieren dieses als natürlich, wie es auch tatsächlich ist. Der Respekt, den sie im Herzen allen lebenden Kreaturen entgegenbringen, ist ein sehr wichtiger Schritt zu einem höheren Bewusstsein. Der Segen der Gesundheit rundet nur alles ab. Wir fanden, dass diese moralische Bindung Kinder dazu motiviert, vegan zu bleiben wenn sie groß werden, da es mehr eine Sache des Herzens ist als gesundheitliche Motive, was ja für junge Menschen keine Priorität besitzt."

Ihre Ideen für erste Nahrungsmittel nach dem Stillen: frischgepresster Obstsaft, sehr gut gestreckt und mit Wasser verdünnt. Danach zerdrückte Bananen und püriertes Obst.

Das beste Essen, um es für Kleinkinder griffbereit zu haben: Obst, tiefgefrorenes Obst für Sorbet, Nüsse und Trockenobst.

Über vegan essen unterwegs: „Die Phoenixkinder sind ihr Leben lang unterwegs gewesen - mit Avocados, Tahin, Erdnussmus, Tofu, Reiskräckern, frischem Obst und Gemüse. „Es ist leicht, egal wo du dich befindest, vegan zu essen."

John und Arlyn berichten, dass ihre Kinder auf einigen Widerstand unter Gleichaltrigen stoßen, aber „die Kinder waren immer stolz, sich für die Rechte der Tiere auszusprechen und haben so viele ihrer Freunde davon überzeugt, eine tierfreie Kost zu essen" (...)

Die alte Vision von einer besseren Zukunft

Wir haben unsere ernährungswissenschaftliche Untersuchung der veganen Ernährung frei von Fleisch und Milchprodukten abgeschlossen. Allerdings gehen die Vorteile einer veganen Ernährung weit über den persönlichen gesundheitlichen Wert hinaus. Wir werden alle auf einer globalen Ebene davon profitieren, wenn sich die Gesellschaft von einer fleischdominierten Ernährung abwendet. Denn mit Messer und Gabel beeinflussen wir den Zustand unseres Planeten. Sie sind die Werkzeuge zu einer ökologischen Wende.

Anerkennung gilt hier John Robbins, dessen bedeutendes Buch „Diet for a New America“ (zu beziehen über Gentle World, PO Box U, Paia, Maui, HI 96779, USA, deutsch: „Ernährung für ein neues Jahrtausend“,) die Daten und Fakten über die Folgen der fleischorientierten Ernährung geliefert hat. Um das Wissen, das im folgenden nur ansatzweise vermittelt werden kann, zu vertiefen, sollte man sich dieses hervorragende Buch besorgen.

Die medizinischen Kosten, die mit dem Konsum von tierischen Produkten zusammenhängen, gehen in die Milliarden. Wir wissen heute, wie sehr unsere moderne Ernährung mit enormen Mengen an Fleisch und Milchprodukten die Gesundheit schädigt. Zahllose epidemiologische Studien weltweit belegen dies eindringlich. Wir fressen uns buchstäblich zu Tode. Aber es ist nicht nur unsere eigene Gesundheit, die wir nachhaltig schädigen und zerstören.

Die amerikanische Landwirtschaft ist hinsichtlich des Energieverbrauches das verschwenderischste Nahrungsmittelproduktionssystem der Welt. Bei der Aufzucht von Masttieren und der Produktion von Milch - einschließlich des Energieaufwands bei der Produktion der Futtermittel und der Kühlung der Fleischprodukte - wird mehr Treibstoff, Öl und elektrische Energie verbraucht als bei jedem anderen Industriezweig auf der Erde.

Tatsächlich produziert die amerikanische Landwirtschaft, lange als billiger Nahrungsmittelhersteller gelobt, das teuersten Nahrungsmittel weltweit. Um eine Kalorie Nahrung auf dem Teller zu schaffen, müssen bei der Produktion von Fleisch und Milchprodukten 20 Kalorien aufgewendet werden. Bei pflanzlichen Nahrungsmittel verhält es sich umgekehrt. Eine einzige pflanzlichen Kalorie ergibt beim Anbau von Mais, Soja und anderen Getreidearten 60 Kalorien verwertbare Nahrungsenergie.

Warum aber sind Fleisch und Milchprodukte dann so unverhältnismäßig preisgünstig? Die Preise im Supermarkt für Fleisch und Milchprodukte werden durch Multi-Milliarden-Dollar Zahlungen aus dem Steuertopf künstlich niedrig gehalten. Subventionen, Steuervorteile und Bewässerungshilfen an die Bauern lassen diese Grundnahrungsmittel vermeintlich billig produzieren. Wenn Fleisch zu dem echten Herstellungspreis verkauft werden würde, also alle tatsächlichen Kosten in Rechnung gestellt würden, die aufgewendet werden müssen, um das zellophanverpackte Stück Kuhmuskel in der Kühltheke zu produzieren, würde das billigste Fleisch durchschnittlich 10 bis 25 $ pro Pfund kosten.

Die Energieverschwendung, die mit einer fleischorientierten Ernährung unvermeidlich einhergeht, lässt die Nahrungsmittelversorgung der Amerikaner von einer Flotte Öltanker abhängig sein, die sich von den amerikanischen Küsten bis zum Persischen Golf erstreckt. Mittlerweile wissen wir um die Gefahren, die daraus erwachsen: die politischen und ökonomischen Verstrickungen schaffen Abhängigkeiten bis hin zur Kriegsgefahr. Eine Umwandlung der westlichen Ernährung zu einer rein vegetarischen könnte den Ölbedarf wesentlich senken und damit die Abhängigkeit von importierten Ressourcen verringern.

Der Fleischkonsum bedroht aber auch unabhängig von der gigantischen Energieverschwendung massiv die Ökosysteme der Erde, von denen wir alle im täglichen Leben abhängig sind. Die tropischen Regenwälder in Zentralamerika, Südamerika und Afrika sind für den Sauerstoffvorrat der Erde, die Temperaturregulierung und als Heimat für Millionen einmaliger Tier- und Pflanzenarten überlebenswichtig. Rund um die Uhr werden diese wichtigen Regenwälder von Planierraupen plattgemacht, um Weiden für Mastrinder zu schaffen, wovon große Mengen dann an westliche Fleischhändler verkauft werden. Mit jedem Steak oder Filet vernichten wir auf unserem Teller nicht nur ein hochentwickeltes Säugetier, sondern gleichzeitig einige Quadratmeter Regenwald unwiederbringlich.

Jede Stunde verschwindet 120 ha wertvoller Wald unter der Planierraupe. Die Humusschicht im tropischen Regenwald ist hauchdünn, wenn der Wald abgeholzt wird, erodiert der Waldboden schnell. Nach wenigen Jahren Rinderwirtschaft hinterlassen wir eine Wüste, wo wenige Jahre vorher der Regenwald mit seiner unbeschreiblichen Artenvielfalt wucherte. 40% der Regenwälder, die 1950 noch in Zentralamerika existierten, sind jetzt weg. Bei dem heutigen Tempo der Zerstörung werden bis zum Ende des Jahrhunderts etwa 90% der ehemaligen Waldfläche unwiederbringlich verschwunden sein. Die tropischen Regenwälder in Zentral- und Südamerika sind ebenfalls die Winterheimat der amerikanischen Vögel, z.B. Rotkehlchen und anderer Singvögel, die die Insektenpopulationen regeln. Wenn die Wälder verschwinden, verschwinden auch die Vögel. Der Himmel über Amerika wird leer und leise.

Und wenn die Vögel verschwinden, müssen die Landwirte immer mehr giftige Pestizide einsetzen, um die nun wachsende Anzahl Insekten zu töten. Viele dieser Insekten sind mittlerweile resistent auch gegen die giftigsten Pestizide geworden. Diese Pestizide, von denen viele krebserregend sind, werden auf unsere Nahrungsmittel gespritzt und sammeln sich in gefährlichen Mengen in all unseren Nahrungsmitteln an. Die giftige Ansammlung ist in Fleisch- und Milchprodukten am höchsten, da die mit gespritztem Getreide gefütterten Tiere diese Gifte im Muskel- und Fettgewebe summieren.

Die Züchtung von Tieren zu Nahrungsmittel-Zwecken führt zu Verschwendung von wertvollen Getreidevorräten. Tiere verwandeln nämlich nur einen Bruchteil der aufgenommenen Energie in Muskelgewebe. Der Grossteil der Energie wird zum Erhalt des Stoffwechsels verbrannt oder in unverwertbares Knochengewebe etc. umgewandelt. 16 Pfund Getreide und Hülsenfrüchten werden benötigt, um ein Pfund Rindfleisch "herzustellen". 90% des Getreides und der Hülsenfrüchte, die in den USA wachsen, werden an Tiere verfüttert. In der Zwischenzeit werden dieses Jahr wieder 20 Millionen Menschen auf der Erde den Hungertod sterben, weil es ihnen an Getreide und Hülsenfrüchten fehlt.

Trotzdem essen jedes Jahr die Mastrinder in Amerika 10mal soviel Eiweiß und Kalorien, wie in den USA selbst konsumiert wird. Wenn die Amerikaner ihren Fleischkonsum nur um 10% verringern würden, könnten sie einen Überschuss von 12 Millionen Tonnen Getreide im Jahr schaffen. Damit wäre das Hungerproblem in Afrika und auch in Amerika zumindest teilweise gelöst.

Die Züchtung von Tieren als Nahrungsmittel ist auch bei weitem der größte Verbraucher und Verschmutzer von Trinkwasser. 60% des Trinkwassers, das auf dem amerikanischen Kontinent verwendet wird, verbraucht die Tierzuchtindustrie. Wenn man die Menge Wasser berechnet, die aus den Flüssen und Grundwasserreservoirs gezogen wird, um Futtermittel anzubauen, die Tiere zu tränken, den Dung von den Futterstellen wegzuwaschen und den Schlachtbetrieb zu führen, ergibt sich die unglaubliche Menge von 27.000 l Wasser täglich allein für die Nahrungsbeschaffung eines einzigen fleischessenden Menschen. Um einen Veganer zu ernähren, müssen lediglich

1400l Wasser aufgewendet werden. Plastischer dargestellt, verbraucht die "Produktion" eines 500kg-Bullen genug Trinkwasser, um einen Marinezerstörer unter Wasser zu setzen.

Allein aus diesen ökologischen Gründen ist es 5 vor 12, unsere Geschmacksvorlieben und Nahrungsmittelauswahl zu ändern. Sobald sich die westliche Gesellschaft einer tierproduktfreien Ernährung zuwenden würde, könnte dies zu großartigen Veränderungen führen. Das Wasser wäre sauberer, die Luft klarer, die menschlichen Leiden durch Krankheiten und Unterernährung würden verringert werden. Damit würde die finanzielle Belastung der medizinischen Kosten und der hohen Subventionssteuern verschwinden, und es würde möglich sein, freiwerdende Gelder in sinnvolle Bildungsprojekte zu investieren, in Wohnraum und umweltfreundliche Sonnen- und Windenergieanlagen. Die Staatsschulden würden abnehmen und innerhalb einer Lebensspanne abbezahlt werden können. Die Erosion der Erde und das Vergiften unserer Lebenserhaltungssysteme reduzierte sich und die Pflanzenwelt könnte sich regenerieren. Der Welthunger und das Artensterben wären keine gravierenden Probleme mehr. Und ein hoher Lebensstandard wäre gleichzeitig eine wirksame Maßnahme gegen die Bevölkerungsexplosion.

Landwirte, die jetzt ihren Unterhalt mit der tierischen Landwirtschaft verdienen, könnte und müsste geholfen werden, auf weniger teure und zerstörerische Nahrungsmittelproduktion umzustellen. Mit der richtigen Planung und durch finanzielle Unterstützung (billige Darlehn) kann diese wichtige Umwandlung mit minimalen Problemen für den Einzelnen und die Gesellschaft durchgeführt werden.

In der Erziehung unserer Kinder liegt derzeit die größte Hoffnung, um positive Veränderungen zu bewirken und unsere Zukunft zu retten. Viele Menschen, besonders Kinder und junge Erwachsene, müssen sich der Situation und ihrer Dringlichkeit bewusst werden. Die Politik muss sich ihrer Verantwortung endlich stellen. Wie John Robbins richtig sagt: „Wir erben nicht das Land von unseren Vorfahren, wir leihen es uns von uns unseren Kindern."

Es ist auch von symbolischer und pädagogischer Bedeutung, was wir essen. Sich bewusst zu machen, was wir mit unserem Eßverhalten mit uns selbst und der Welt, die uns umgibt, anrichten, ist auch ein Schlüssel dafür, Kinder zu verantwortungsvollen Erwachsenen zu erziehen. Und nicht zuletzt wird die vegane Ernährung ein Beitrag sein, dass unsere Kinder und Kindeskinder überhaupt einen lebenswerten Lebensraum vorfinden werden.

Kindern sollte die Wichtigkeit eines respektvollen Umgangs zu Tieren und die Auswirkungen, die unsere Nahrungsmittelwahl auf die Ökosysteme und die Tiere hat, früh beigebracht werden. Dieses Prinzip der Verantwortung und das Bewusstsein um die Verbindung mit allem Leben wird es Kindern viel einfacher machen, ihre veganen Ideale Gleichaltrigen vorzustellen und zu verteidigen. Die meisten Kinder haben ein natürliches Umweltbewusstsein und eine ausgeprägte Tierliebe.

Die Idee der veganen Ernährung kommt in vielen historischen und religiösen Lehren (Jüdisch/Christlich, Genesis 1,29, Daniel 1, 1-40; Hindu, Mahabarata) vor. Religiöse Menschen werden darin erste Anregungen finden. Und ich bin mir sicher, dass es nicht die letzte sein wird. Goethe meinte: „Wovon Sie etwas wissen, das sehen Sie." Und für die vegane Ernährung scheint die Zeit gekommen zu sein.

Schlussfolgerung

Das alte Sprichwort: „Wie der Zweig gebogen wird, so wächst der Baum“ trifft sicherlich auf die Gesundheit unserer Kinder zu. Die Epidemien des 20. Jahrhunderts, die Herz-Kreislauf-Erkrankungen und die Krebsleiden, die viele Millionen Amerikaner und Europäer befallen, sind nicht plötzlich mit dem Erwachsenwerden über uns hereingebrochen. Die Arterienverkalkung erfolgt Schritt für Schritt mit jeder konsumierten fetten Frikadelle oder jedem Milchshake und das von Kindheit an. Das Problem des Übergewichts wird gewichtiger mit jedem Eis oder Käsebrot, das gegessen wird. Die Tendenz zur Mutierung von Zellen zu Krebszellen wird mit jedem konsumierten fetten, mit Hormonen garniertem Stück Fleisch oder jedem Milchprodukt größer.

Obwohl Krankheiten nicht tagtäglich durch falsche Ernährung „verdient“ werden, kann ein solides Fundament von Kindheit an und in den Entwicklungsjahren geschaffen werden, um später gesund zu bleiben. Ein Kind kann und sollte mit einem schlanken, starken, geschmeidigem Körper aufwachsen, mit Arterien, die sauber sind und mit Gelenken, die bis ins Alter von 90 Jahren und älter flexibel bleiben.

Um zu einem gesunden Körper zu kommen, ist Ignoranz fehl am Platz. Die gesundheitszerstörerischen Praktiken der „Fast-Food-Kindheit“ müssen mit genauen ernährungswissenschaftlichen Informationen ersetzt werden, die Kindern durch Eltern und Lehrern vermittelt werden. Die vegane Ernährung für die schwangere Frau und das wachsende Kind mit einer zufriedenstellenden und unkomplizierten Kost sind dabei ausschlaggebend für ein langes, gesundes Leben.

Nährwertanalysen beliebter veganer Speisen

Hier ist eine Liste „echter" Speisen, frei von Fleisch und Milchprodukten, die schwangere Frauen und wachsende Kinder (sowie die restliche Familie!) geniessen können, während sie den Ernährungsbedarf des Körpers völlig decken. Die folgenden Vorschläge sind nur wenige Beispiele der grossen Vielfalt der veganen Kost. Wenn Sie diese als Richtlinien verwenden, mit Ihrer eigenen Phantasie und einem guten veganen Kochbuch, werden Sie es schnell lernen, eine große Vielfalt schmackhafter Mahlzeiten in der Woche zuzubereiten.

Nahrungsmittel, Menge	Eiweiß	Kalzium	Eisen
FRÜHSTÜCK:			
1 Schüssel Vollkornflocken (60g) und 1 Tasse Sojamilch	8	100	2
1 Scheibe Vollweizentoast mit 1 TL Erdnussbutter	7	70	1
zerkrümelten Tofu (160 g) mit 2 TL Tahin	20	210	4
MITTAGESSEN:			
grüner Gartensalat mit Tahin-Dressing	14	260	5
1 Gemüsesuppe mit Bohnen, Graupen + Karotten	12	220	4
Tofu-Salat-Sandwich mit Vollkornbrot	20	250	5
ABENDESSEN:			
grüner Salat mit Tahin-Dressing	4	260	4
Suppe (Gemüse/ Bohnen-) + 1 Scheibe Vollkornbrot	10	220	4
Gemüsekasserole	16	250	3
Spaghetti mit Tomatensosse	10	35	
Tofu-Lasagne	16	250	3
Gemüse, chinesische Art auf Reis	12	200	2
BEILAGEN:			
gedünsteter Broccoli			
oder Grünkohl	9	330	6
gedünstete Karotten	2	60	<1
SNACKS UND ZWISCHENMAHLZEITEN:			
1 Tasse Mandeln und Rosinen	18	316	7,5
Bananenbrot, 2 Scheiben	4	150	2
Früchtemus, protein- und kalziumangereichert	**15**	**200**	**2**

Nährwert ausgewählter veganer Lebensmittel

Um den reichen Nährwert veganer Kost zu veranschaulichen, wird der Eiweiss-, Kalzium- und Eisengehalt einiger beliebter veganer Speisen unten angegeben. ANMERKUNG: Die folgenden Zutaten wurden wegen ihres hohen Eiweiss-, Kalzium- und Eisengehalt ausgesucht. Denken Sie daran, dass diese Nährstoffe reichlich in Getreide (und allen Getreideprodukten: Brot, Nudeln, Müsli etc.), Hülsenfrüchten (z.B. Tofu, Linsen, Kichererbsen, etc.), dunkelgrünem Blattgemüse, Nüssen und Kernen vorkommen. Die folgenden Werte sind aus dem „Handbook of the Nutritional Contents of Foods" der amerikanischen Department of Agriculture und aus „Food Values of Portions Commonly Used" zitiert.

Einige Frauen empfinden persönlich die empfohlenen 74g Eiweiss als zu viel und fühlen sich bei einer solch hohen Eiweissaufnahme nicht wohl. Sie sollten auf ihren Körper hören und eher den gemässigten Empfehlungen der WHO für Eiweiss folgen. Sie können Ihren Konsum an Produkten mit konzentriertem Eiweiss verringern - Tofu, Linsen, Nussmuse etc. - und den Konsum an komplexen Kohlenhydraten, wie in Obst, Kartoffeln etc., vergrössern. Wenn so ersetzt wird, könnte zusätzliches Kalzium und Eisen empfehlenswert sein, um das zu ersetzen, was sonst von den Linsen, Nussmusen etc. geliefert werden würde.

NAHRUNGSMITTEL	Eiweiss (g)	Kalzium (mg)	Eisen (mg)
GETREIDE:			
Vollkornbrot, 1 Scheibe	2	50	1
2 mittlere Pellkartoffeln	5	30	2
Hirse (100 g	10	20	6
Mais (1/2 Tasse	2,2	4	0,4
Brauner Reis	3,8	18	1
Haferflocken	17	170	9
1 Schälchen Haferschrot	5,4	21	1,7
Weizenflocken (1Tasse)	5	18	2
Gerste (30g), trocken	3	11	1
Vollkornnudeln (1 Tasse	8	16	1

NAHRUNGSMITTEL	Eiweiss (g)	Kalzium (mg)	Eisen (mg)
Grüne BLATTGEMÜSE			
Broccoli, 1 Tasse, gekocht	5	180	1,6
Grünkoh 1 Tasse, gekocht	5	199	1,6
Spinat 1 Tasse, gekocht	5	160	4
HÜLSENFRÜCHTE:			
Lima, Kidney Bohnen (1 Tasse)	13	64	5
Saubohnen (1/2 Tasse)	24	100	7
Erbsen (3/4 Tasse)	20	64	5
Mungosprossen (100 g)	4	20	1,5
Tofu (125 g)	9	150	2
Kichererbsen (1/2 Tasse)	21	150	7
NÜSSE UND SAMEN:			
Sesambutter (Tahin), 2Teelöffel	9	42	1
Weizenkeime, 3 Teelöffel	8	20	3
Sonnenblumenkerne (1/2 Tasse)	12	60	3,5
Cashew-Nüsse (25 Nüsse)	9	20	2
Erdnussbutter, 2 Teelöffel	10	15	<1
Mandeln-Rosinen-Mix (1 T M. 2/3 T R)	20	316	7,5
getr. Aprikosen (1/2 Tasse)	5	67	6

Sechs Tage mit veganen Mahlzeiten für Schwangere und Kinder

Die folgenden Mahlzeiten sind Beispiele, um eine Woche mit veganer Ernährung zu vervollständigen. Sie sind als Ergänzung zu den ein und zwei Tagen mit Mahlzeitplänen gedacht, die im Haupttext vorgestellt werden. Die errechneten Nährwertanalysen dieser Mahlzeiten bestätigen, dass vegane Ernährung gesund ist für schwangere und stillende Frauen, sowie für wachsende Kinder.

Die Mahlzeitpläne wurden zusammengestellt unter der Annahme, dass eine 32-jährige Frau, schwanger mit ihrem zweiten Kind, jede Mahlzeit für sich zubereitet, mit kleineren Portionen für ihre 11-jährige Nichte und ihren 5-jährigen Sohn. Bemerken Sie die Verwendung von Nahrungsmitteln mit „dichtem Nährwert“, wie Erdnussmus, Obstschalen, Tahinsaucen, Nuss/ Rosinenmischungen, und „Eiscreme“ (gefrorene Bananen, Erdnussmus und Carob) usw. Diese Lebensmittel werden verwendet, um sicherzustellen, dass Kinder, die oft kleine Mägen und entsprechenden Appetit haben, genug von den benötigten Nährstoffen aufnehmen.

Die hier aufgelisteten Rezepte sollten die meisten lebenswichtigen Vitamine und Mineralstoffe bieten, aber ein Zusatz Vitamin B12 (25 Mikrogramm in Form von zerdrückten Tabletten, Tropfen usw., über die Woche verteilt) und Vitamin D (maximal 400 IE täglich, wenn die Sonnenbestrahlung nicht reicht) werden empfohlen. Frauen, die sich unsicher fühlen mit dem Vitamingehalt ihrer Ernährung, sollten ein pränatales Vitaminpräparat einige Male die Woche nehmen.

Zusätzlich werden Vitamintropfen für Säuglinge und Kleinkinder einige Male die Woche empfohlen. Kalziumpräparate sollten verwendet werden, wenn man versucht, den amerikanischen Tagesbedarf zu decken, aber, wie an anderer Stelle erwähnt, überschreiten diese Nahrungsmittel leicht den Kalziumbedarf, der von der WHO festgestellt wurde, und sollten völlig ausreichen für jede, die sich „kalziumsparend“ vegan ernähren und mit mäßigem Eiweißgehalt.Die Mahlzeiten sind nur Vorschläge, es gibt viele Variationen.

SCHWANGERE FRAU, 32 JAHRE ALT
Größe: 160 cm, Gewicht: 65 kg. Körperbau: Mittel; mässig aktiv
MÄDCHEN, 11 JAHRE ALT
Größe: 130 cm, Gewicht: 40 kg. Körperbau: Zart; aktiv
JUNGE, 5 JAHRE ALT
Größe: 98 cm, Gewicht: 21 kg. Körperbau: Zart; aktiv

	Erwachsene schwanger	Jugendliche 11 Jahre	Kind (5 Jahre
1. TAG			
Frühstück			
Obstsalat	170 g	120g	90 g
Orangensaft	1 Glas	1/2 Glas	1/3 Glas
Mittagessen			
Karotten/rote Beete/Spinat-Saft	170 g	120 g	60 g
geschnittener Salat	1 mittleren	2/3	1/3
Tofuschnitzel-Sandwich mit Tahini Dressing und 120g Tofu	2 Scheiben Vollkornbrot	1 Sandwich	1/2
Abendessen			
Miso-Suppe	1 Tasse	3/4 Tasse	1/2 tasse
Karottensalat	1 Teller	3/4 Teller	1/2 Teller
Chines. Gemüsemischung	180 g	120 g	60 g
gekochter brauner Reis	150 g	100 g	60 g
gekochter Grünkohl1 Tasse	1/3 Tasse		1/2 Tasse
Nachtisch			
gefrorene Banane mit Erdnussbutter	3/4 Tasse	1/2 Tasse	1/2 Tasse
Snack			
Mandel-Rosinen-Sonnenblumen-Mix	1 Tasse	1/2 Tassse	1/4 Tasse
2. Tag			
Frühstück			
Tofu-Omelette	120 g	90 g	60 g
Vollkorn-Toast	1 Scheibe	1 Scheibe	1/2 Scheibe
mit Erdnuss-Butter	2 Teelöffel	2 Teelöffel	1 Teelöffel
Kräutertee	1 Tasse	1Tasse	1 Tasse
Mittagessen			
geschnittener Salat	1 mittleren	1/2	1/3

	Erwachsene schwanger	Jugendliche 11 Jahre	Kind (5 Jahre
mit Tahini-Dressing	30 g	15 g	10 g
Champignon-Gersten-Suppe	180 g	120 g	60 g
Vollkornbrot	2 Scheiben	1 Scheibe	1 Scheibe
Abendessen			
Spinat-Champignon-Salat	1 mittlere Portion	1/2	1/3
Kichererbsenbrot	180 g	120 g	60 g
Snack			
gekochte Zucchini	1/2 große	1/3	1/4
Snack Carob-Kuchen	1 Scheibe	1	1/2
kalziumanger. Sojamilch	180 g	120 g	60 g
3. Tag			
Frühstück			
Haferschrot mit	120 g	60 g	30 g
Sonnenblumenmilch,	60 g	30 g	20 g
Rosinen und	1/4 Tasse	1/8 Tasse	1/8 Tasse
Mandelstiften	1/8 Tasse	1 EL	1 EL
Mittagessen			
Karottensalat	1 Teller	3/4 Teller	1/2 Teller
Tofu-Salat auf	120 g	100 g	30 g
Reis-Cräcker	1	1	1/2
Abendessen			
Karotten/rote Beete Saft	180 g	120 g	
Gemüsesuppe	180 g	120 g	
Vollkornbrot	1 Scheibe	1	1/2
Nachtisch Haferkekse	3	2	1
kalziumanger. Sojamilch	180 g	120 g	60 g
Snack			
Orangenschnitten oder	5 - 10	3 - 6	2 - 5

	Erwachsene schwanger	Jugendliche 11 Jahre	Kind (5 Jahre
Melonenscheiben	2 - 4	1 - 3	1 - 2
3. Tag			
Frühstück			
Buchweizenpfannkuchen	4 Stück	3	2
Ahorn Sirup	2 Teelöffel	2	1
kalziumanger. Sojamilch	180 g	120 g	60 g
Mittagessen			
Hirseburger auf Vollkornbrötchen + allem Drum und Dran	2	1	1/2
Tahini/Tamari Sauce	30 g	15 g	10 g
Krautsalat	80 g	60 g	30 g
Abendessen			
Tomaten-Tofu-Salat	1 mittleren	1	1/2
Kartoffelkugel	120 g	90 g	60 g
Schnittbohnen	90 g	60 g	30 g
gemischter Fruchtsalat	120 g	90 g	60 g
Snack			
Erdnussbutter	2 Teelöffel	2	1
Marmelade	1 Teelöffel	1	2/3
auf Vollkornbrot	1 Scheibe	1	1/2
4 TAG			
Frühstück			
Vollkornflocken	120 g	90 g	60 g
mit Sojamilch	1 Tasse	3/4	1/2
Rosinen	1/4 Tasse	1/5	1/5
Mandelstiften	1/8 Tasse	1/8	1/8
Pfirsichscheiben	1/4 Tasse	1/5	1/5
Mittagessen			
geschnittener Salat	1 mittleren	1/2	1/3

	Erwachsene schwanger	Jugendliche 11 Jahre	Kind (5 Jahre
Tofu Italian Dressing	30 g	15 g	10 g
Erbsen/Gemüsesuppe	120 g	90 g	60 g
Vollkornbrot	1 Scheibe	1	1/2 -1
Abendessen			
Karotten/rote Beete/Spinatsaft	180 g	120 g	60 g
Karottensalat	1 Tasse	1/2	1/2
Mais-Tacos mit Bohnen	2 Tacos	1	1/2-1
gekochter Broccoli	120 g		
Nachtisch Fruchtsorbet	1 -2 Kugeln	1	1/2-1
Snack			
Mandel/Sonnenblumenkerne/Rosinen Mix	1/2 Tasse	1/3	1/4
oder Orangensaft	120 g	90 g	60g
5. Tag			
Frühstück			
gemischter Fruchtsalat	180 g	120 g	90 g
Orangensaft	1 Tasse	1/2	1/3
Mittagessen			
Spaghetti und Tofu	120 g	90 g	60 g
Senfgemüse	90 g	60 g	30 g
Abendessen			
geschnittener Salat	1 mittleren	1/2	1/3
Gemüsebrot	120 g	90 g	60 g
Maiskolben	2	1	1/2-1
Nachtisch Haferflockenkekse	3	2	1
kalziumangereicherte Sojamilch	180 g	120 g	60 g
Snack			
Früchtebrot	100 g	70 g	50 g

Vegan unterwegs

Jeder Reisende, der gesund vegan essen und Fast Food vermeiden möchte, sollte mit einer Provianttasche reisen, der die folgenden Basis-Artikel in Plastikschüsseln mit gut passendem Deckel enthält. Haben Sie diese Produkte bereit:

1. Nuß/Fruchtmischung - jede Kombination von Nüssen, Kernen, Rosinen, Trockenobst, Kokosnuss, usw. Handlich am Flughafen, bei Reisen im Auto usw.
2. Erdnussmus
3. Tahin - mit Wasser und Tamari für Salatsauce vermischen, oder auf Brot
4. Tamari - auf Brot, Gemüse, wie Sojasauce verwenden
5. Hefeflocken - um unter Salatsaucen zu mischen
6. Tofu - in einem geschlossenen Behälter mit Wasser bedeckt aufbewahren - geschnitten und gewürzt oder zermust als Brotaufstrich verwenden.
7. Vollkornprodukte - Pitabrottaschen, Reiswaffeln oder Vollkornbrot sind alle praktisch unterwegs
8. Müslis - für Frühstück - mit frischem Obst garnieren und Sojamilch (Nussmilch oder Obstsaft) statt Kuhmilch verwenden
9. Frisches Trinkwasser - kaufen, wenn nötig, und in einer isolierten Flasche mit viel Eis mitnehmen - das Eis wird langsam schmelzen und das Wasser wird kalt bleiben
10. Andere Getränke - 100% Saft, in kleinen Dosen oder 3- und 6-Pack Kartons, Selters oder Mineralwasser
11. Frisches Obst und Gemüse - wenn Sie auf einer ausgedehnten Reise sind, könnte Einkaufen nötig werden, um verderbliche Nahrungsmittel zu ersetzen, wie Salat, Tomate, Sprossen, Obst, Tofu usw.
12. Notwendige Utensilien - Besteck (Schneidemesser, und Zubehör - Zermuser für Tofu/Avocado), Teller, Schüssel, Taschentücher, Schneidebrett, Reisetrink-

becher mit Deckeln, Strohhalme, Plastiktüten für Müll und Kompost - und vergessen Sie nicht die Gummiringe für die Plastiktüten. Aus praktischen Gründen bewahren Sie Tahin und Tamari am besten in Drücktuben aus Plastik und Hefeflocken in einem kleinen Behälter mit sicherem Deckel auf.

13. Handliche Snacks für Auto, Zug oder Flugzeug: „Muffins", Brezeln (ungesalzen), Vollkornbrot und -brötchen, vegane Maiskuchen, Vollkornknäckebrot, Marmelade und Fruchtaufstrich, frisches Obst und Gemüse, Popcorn.

Wenn Sie einen Flug buchen, geben Sie Ihre Vorliebe für vegane Mahlzeiten an. Wenn Sie sich in einem Restaurant befinden, essen Sie vom Salatbuffet und halten Sie Ausschau nach Speisen, die Nudeln enthalten, sowie nach Gemüsebeilagen. Bestellen Sie eine Suppe und einige Beilagen. Äußern Sie gegenüber dem Kellner, dass Sie an fleischlosen Hauptgerichten interessiert sind, und er wird vielleicht von einem besonderen Gericht wissen, das der Koch in solchen Fällen zubereitet. Dem Restaurant früh genug Bescheid sagen ist sowohl höflich als auch effektiv für Veganer, die essen gehen. Fragen Sie danach, wie Gerichte zubereitet werden, um sicherzugehen, dass es kein tierisches Fett enthält z.B. beim Backen, Dünsten, Kochen. Bestellen Sie eine Sauce dazu. Beim Salatbuffet nehmen Sie ballaststoffreiches Gemüse (Brokkoli, Möhren, Kidneybohnen, Spinat etc.). Achten Sie auf Sahnesaucen und andere Milchbestandteile in Salatsaucen, Nachtischen usw. sowie auf fettreiche Bestandteile, z.B. Speckstückchen, Käse usw. Wenn Sie eine Ofenkartoffel bestellen, vermeiden Sie Butter und lassen Sie sich die Füllungen getrennt reichen. Wenn Sie von jemanden zum Essen nach Hause eingeladen werden, geben Sie ihm/ihr früh genug Bescheid, dass Sie vegan essen, und schlagen Sie etwas vor, z.B. Gemüsesuppe, einen grossen Salat, oder sogar eine Obstschale. Die meisten werden sich durch eine solche Bitte nicht vor den Kopf gestoßen fühlen, und die peinliche Szene, wenn ein Fleischgericht verweigert

Anhang V
Milchalternativen

wird, kann vermieden werden.

Für alle, die dazu bereit sind, die große Umstellung zu wagen, folgen nun Anregungen, wie Milchprodukte ersetzt werden können.

Wenn Sie beim Frühstück darüber brüten, was Sie auf Ihr Müsli gießen sollen, denken Sie einfach daran, dass es leicht ist, eine eigene „Milch" herzustellen. Entscheidend ist hierbei, einen guten Mixer zu besitzen und sehr kaltes Wasser zu nehmen. Mit ein bißchen Übung kann eine Kanne süße, weiße, schäumende „Milch", trinkbereit bzw. fürs Müsli und Obst, in fünf Minuten hergesellt werden. Versuchen Sie es mit diesen: Für Ihr Müsli oder Ihre Cornflakes:

Sonnenblumenmilch:

1/2 Tasse rohe Sonnenblumenkernen und einer Tasse eiskaltes Wasser. 30-90 Sekunden mixen, bis eine glatte Masse entstanden ist. Den Mixer mit kaltem Wasser auffüllen und weiter mixen. Süßmittel nach Geschmack hinzufügen. Wenn Sonnenblumenmilch am Abend vorher zubereitet wurde, wird sie schnell wieder weiß, wenn sie noch einmal durchgerührt wird.

Nussmilch:

wird mit 1/2 Tasse Nüsse, Mandeln, Cashews usw. oder Nussmus anstatt den Sonnenblumenkernen hergestellt.

Bananenmilch:

1/2 Mixer voll eiskaltem Wasser. 2-3 reife Bananen schälen. Einen Esslöffel Weizensirup, Gerstenmalz, Ahornsirup oder ein anderes Süßmittel hinzufügen. 30 Sekunden mixen und auf Müsli gießen.

Sojamilch:

2 Tassen kaltes Wasser, 8 Esslöffel Sojagen (Sojamilchpulver aus dem Reformhaus). Mit Vanille und Süßmittel nach Geschmack verrühren.

Andere Alternativen:

Versuchen Sie es zur Abwechslung mit Apfelsaft oder anderem Obstsaft auf Ihren Frühstücksflocken. Das schmeckt kalt und süß und man gewöhnt sich schnell an den Geschmack. Dies ist besonders praktisch unterwegs.

Sojamilch (...im Reformhaus/Bioladen oder in asiatischen Lebensmittelgeschäften erhältlich) ist köstlich: eiskalt pur, auf Frühstücksflocken usw.. Flüssige Sojamilch sowie Sojamehl und Sojagen ist oft angereichert mit Kalzium, Eiweiß, Riboflavin, Vitamin B12 und Vitamin D, etwa soviel wie bei angereicherter Kuhmilch. (Diese Getränke sollten nicht als Babynahrung verwendet werden! Es gibt speziell zusammengesetzte Babynahrung auf Sojabasis hierfür - siehe „Vegane Milch für Säuglinge")

Hafermilch oder Reismilch gibt es inzwischen in allen Geschmacksrichtungen in Reformhäusern, Bioläden und manchen Supermärkten. (Tipp d.Ü.)

Ersatz für süße Milchprodukte

Tofu"joghurt"

350g Tofu, geschnittene Bananen, davon eine tiefgefroren, und eine frisch, 1 Teelöffel Weizensirup oder anderes Süßmittel, 1/4 Tasse Obstsaft oder Wasser (dies hat nicht den säuerlichen Geschmack der meisten Milch-Joghurts) 45 Sekunden bei mittlerer Geschwindigkeit verrühren bis sahnig.

Die Beigabe von Erdbeeren, Kirschen und anderem Obst wird einen „Fruchtjoghurt" daraus machen. Fügen Sie Rosinen, Sonnenblumenkerne oder Obst Ihrer Wahl (Blaubeeren, gewürfelte Pfirsiche, Kirschen etc.) kurz vor dem Servieren hinzu. Kühlen Sie alles im Gefrierschrank 30 Minuten und servieren Sie es dann.

Banane-Tahin-Malz:

2 Tassen Wasser, 2 tiefgefrorene Bananen, geschnitten, 1 1/4 Esslöffel Tahin (Sesammus), 1 Teelöffel Vanille. Alles im Mixer bei höchster Geschwindigkeit eine Minute lang verrühren, bis es cremig und glatt ist.

Nehmen Sie zum Trinken ansonsten klare Flüssigkeiten wie Wasser, Obstsaft, Kräutertee usw. Ohne tierisches Fett im Blut werden Sie schlanker und gesünder werden, und das Risiko, an Herzattacken, verstopften Arterien, einigen Krebsarten und anderen Krankheiten zu leiden, wird vermindert.

Die einzige Zeit, in der Milch in unserer Ernährung vorkommen sollte, ist, wenn wir als Säuglinge gestillt werden.

Vegane „Milch" für Säuglinge

Wenn der Säugling keine Muttermilch bekommen kann, sind fertige

Babynahrungssorten auf Sojabasis im Supermarkt, Apotheke, Bioladen und im Reformhaus erhältlich. Sie sind mit Vitamin B12, D, Kalzium und anderen Nährstoffen angereichert und erwiesen sich als gesund. Folgen Sie den Anweisungen auf den Packungen genau, und bereiten Sie die Nahrung mit den geeigneten Mengen Wasser zu, um eine gesunde Konzentration von Eiweiß und anderen Nährstoffen zu sichern.

Die folgenden Rezepte sind für selbstgemachte pflanzliche Milch, die ab und zu Sojamilch oder Muttermilch ersetzen kann. Aufgrund ihres hohen Eiweißgehaltes sollten sie nicht als ständiger Ersatz für Muttermilch oder richtig zusammengesetzte Babynahrung dienen. Die Rezepte für pflanzliche Milch müssten vielleicht gestreckt werden, abhängig vom Alter des Säuglings.

Sesammilch:

Für etwa ein Liter, 6 Esslöffel rohe Sesamsamen in 1 Tasse reines Wasser über Nacht einweichen (chemisch durchsetztes Stadtwasser vermeiden, besonders bei Säuglingen). Am nächsten Morgen die Samen abgießen und durchspülen, und im Mixer mit 2 Tassen Wasser und 8 entkernten Datteln verrühren. Wenn es weich ist, in eine Kanne gießen und mit Wasser auffüllen. Abgedeckt im Kühlschrank aufbewahren und vor jeder Verwendung schütteln. Es wird sich etwa 2 Tage halten. 1/2 Teelöffel Hefeflocken kann zu der Milch gegeben werden, um Vitamin B12 und zusätzliche Aminosäuren und Mineralstoffe zu liefern.

Variationen:

Eines der nachfolgenden Produkte mit einem Liter Wasser verrühren: 3 Esslöffel Sesammus mit 3 Esslöffel Kokosnussmilch. 2 Esslöffel Sesammus mit 3 Esslöffel Sonnenblumenkernen, 180g geschälte Mandeln. Mit Melasse, Ahornsirup oder Obst, wie Bananenstückchen, Papaya, Apfel, Pfirsich etc. süßen, oder mit Trockenobst, wie Rosinen, Datteln, Feigen oder Pflaumen. Ein Schuss Vanille macht die Milch interessanter. 1-2 Esslöffel Sojagen oder Sojamilch kann hinzugefügt werden, um den Eiweißgehalt zu vergrößern.

Rezepte

Frühstück

Sonnenmilch

ergibt eine Portion

1/4 l eiskaltes Wasser
1/2 bis 1 Tasse Sonnenblumenkerne
1/2 reife Banane
1 Teelöffel Sorghum
oder 3 Teelöffel Rosinen

Schütten Sie alles zusammen in einen Mixer und mixen Sie auf höchster Stufe 2 Minuten lang. Als Drink servieren oder über Cerealien gießen. Für dickere Milch mehr Banane zufügen.
Variation: Lassen Sie die Sonnenblumenkerne über Nacht einweichen, dann mixen.

Tofu-Joghurt

ergibt 2 Tassen

350 g Stück Tofu
1 Banane, gefroren und geschnitten
1 reife Banane in Scheiben
1- 2 Teelöffel Süßstoff
1/4 Tasse Fruchtsaft oder Wasser
1 Teelöffel Vanille

Mischen Sie alle Inhaltsstoffe in einen Mixer; mixen Sie auf höchster Stufe 45 Sekunden lang, bis eine cremige Masse entsteht. Zum Servieren, fügen Sie Früchte, Rosinen und Sonnenblumenkerne hinzu.
Variation: Wenn der Joghurt gemacht ist, mixen Sie Erdbeeren, Blaubeeren, Kirschen, Pfirsiche oder andere frische Früchte unter. Stellen Sie ihn dann für 30 Minuten in die Gefriertruhe.

leichte Pfannkuchen

ergibt etwa 4 Dutzend

2 Tassen Vollkornmehl, gesiebt
3 Teelöffel Ahornsirup
1 TL Backpulver
1/3 Tasse Öl
3 Tassen Tofu-Milch
(2 Tassen Wasser gemixt mit 250 g Tofu)

1 Tasse Wasser
zusätzlich entweder: 1/2 Tasse frische Blaubeeren
oder
1/4 Tasse eingeweichte Rosinen
oder
1/4 Tasse geraspelten Apfel
oder
1/4 Tasse geschnittene Banane

Alle trockenen Inhaltsstoffe miteinander mischen. Die flüssigen Stoffe mixen und dann auf die trockene Mischung gießen. Gut mischen, aber einige Bläschen lassen, die machen die Pfannkuchen schön luftig. Der Teig sollte sich gießen lassen, wenn er zu fest ist, noch ein bißchen Wasser unterrühren. Öl in eine Pfanne gießen. Warten, bis das Öl sehr heiß ist, dann löffelweise den Teig in die Pfanne geben. Wenn er Blasen wirft wenden und von der anderen Seite noch 2 bis 3 Minuten braten. Mit Ahornsirup oder Marmelade servieren.

Vollweizenbrot

ergibt 2 Laibe

2 1/2 Tassen lauwarmes Wasser
1 1/2 Teelöffel Hefe
1 Teelöffel Sorghum
3 Teelöffel Öl
1 Teelöffel Meersalz
6 Tassen Vollweizenmehl
2 Tassen Sojamehl

Vermischen Sie in einer grossen Schüssel das Wasser mit der Hefe. Fügen Sie das Sorghum, Salz und Öl hinzu. Nun geben Sie 4 Tassen Weizenmehl und eine Tasse Sojamehl zu, verkneten dies gut, decken den Teig mit einem Tuch ab und lassen ihn eine Stunde lang gehen. Fügen Sie jetzt das restliche Mehl hinzu. Wieder gut vermischen. Nun den Teig auf einem gemehlten Brett 10 Minuten durchkneten. 2 Laibe formen. Diese in 2 Brotformen geben, die mit Bröseln oder Maismehl bestreut sind, um ein Ankleben zu verhindern. Hierin noch einmal für eine bis 1 1/2 Stunden gehen lassen. Den Ofen auf 165 Grad vorheizen. Die Laibe 50 Minuten backen, nach 25 Minuten die Formen einmal drehen.

Salate

Kalter Karottensalat

ergibt 4 bis 6 Portionen

1 kg Karotten, geschält und geschnitten
1 große Zwiebel, gehackt
2 Sellerieknollen, gerieben

1/2 Tasse Tahini
1/4 TL Basilikum
5 TL Tamari
2 TL Zitronensaft
1 TL Dill,
frisch oder getrocknet
1/4 TL Knoblauch
pulver
1/4 TL Oregano

Geben Sie die Karotten mit 4 Tassen Wasser in einen Topf und köcheln Sie sie bei geringer Hitze ca. 20 Minuten, bis sie weich sind. Gießen Sie die Flüssigkeit ab. Nun die Karotten in eine Schüssel geben, die anderen Zutaten zufügen und gut mischen. Abkühlen und kalt servieren.

Spinat-Champignon-Salat

ergibt 6 Portionen

1 Knoblauchzehe, zerdrückt
1 Pfund frischen Blattspinat, geschnitten
250 g frische Champignons, in Scheiben
5 Tomaten, in Achteln
1 Kopfsalat, klein geschnitten
1/4 Weisskohl, klein geschnitten
2 Paprikaschoten, in Scheibchen
1 Knoblauchzehe, gewürfelt

Reiben Sie eine große Holzschüssel mit dem zerdrückten Knoblauch aus. Alle Zutaten - außer den Tomaten - dazugeben und vermischen. Lassen sie den Salat dann 1 bis 2 Stunden stehen, damit der Knoblauchgeschmack einziehen kann. Servieren Sie ihn nun mit Essig und Öl oder Ihrem Lieblingsdressing und garnieren ihn mit den Tomaten.

Tahini-Dressing

4 bis 6 Portionen

1/2 Tasse Tahini
2/3 Tasse Wasser
2 Teelöffel Tamari
1/8 Teelöffel Knoblauchpulver
1/3 Teelöffel Paprikapulver
1/8 Teelöffel Basilikum
1/8 Teelöffel Oregano
1/4 kleine Zwiebel, gewürfelt

Geben Sie alle Zutaten in einen Mixer; mixen Sie eine Minute lang, bis eine cremige Konsistenz erreicht ist.

Tofu-Tahini-Dressing

4 bis 6 Personen

1 Tasse Wasser
250 g Tofu
1/4 Tasse Tahini
1/4 Teelöffel Kümmelkörner

1/4 Teelöffel Dill
1/4 Teelöffel Knoblauchpulver
2 Knoblauchzehen, in Scheibchen 2 Teelöffel Zwiebeln, gehackt
3 Teelöffel Zitronensaft
2 Teelöffel Tamari

Alle Zutaten in einen Mixer geben, auf höchster Stufe eine Minute mixen. Falls nötig, fügen Sie etwas mehr Wasser zu. Kaltstellen und servieren.

Saucen

Pilzsauce

ergibt 1/4 Liter

1/2 Tasse Mehl
1/2 Tasse Öl
3 Knoblauchzehen, gehackt
1 grüne Paprikaschote, gewürfelt
1 Sellerieknolle, gewürfelt
250 g Champignons, in Scheiben
3 Tassen Gemüsebrühe
1/4 Tasse Tamari
1 Teelöffel Petersilie, gehackt
1 Teelöffel Knoblauchpulver
1/2 Teelöffel Meersalz

Rühren Sie in einer Pfanne mittlerer Größe das Mehl mit 14 Tasse Öl auf, bis es goldbraun ist. Stellen Sie die Mischung zur Seite. Geben Sie nun das restliche Öl in die gleiche Pfanne, fügen Sie Knoblauch, Zwiebeln, Sellerie und Paprika bei und dünsten Sie alles etwa 7 Minuten lang. Geben Sie die Pilze zu und kochen sie alles weitere 3 Minuten. Geben Sie die Gemüsebrühe und die Mehlmischung in einen Mixer und mixen Sie dies auf höchster Stufe 30 Sekunden lang. Geben Sie die Mixtur zu dem Gemüse und würzen Sie mit Tamari, Petersilie, Knoblauchpulver und Meersalz. Köcheln Sie das ganze nun bei geringer Wärmezufuhr 10 Minuten. Wenn Sie die Sauce dicker wünschen, nehmen Sie mehr Mehl!

Suppen

Gartengemüsesuppe

ergibt 6 bis 8 Portionen

2 Teelöffel Öl
3 Knoblauchzehen, gewürfelt
3 große Zwiebeln, gewürfelt
1 Sellerieknolle, gewürfelt
2 Karotten, gewürfelt
3 Kartoffeln, gewürfelt (ungeschält)
2 Tassen grünes Gemüse, z.B. Sellerieblätter, Wirsingkohlblät-

ter,
Kräuter, Bohnen
5 Teelöffel Tamari
1 Tasse Maiskörner
10 bis 12 Tassen Gemüsebrühe
1/2 Tasse Reis oder Hirse, gekocht je 1/2 Teelöffel Dill
Basilikum, Meersalz, Oregano,
Knoblauchpulver, Petersilie

Erhitzen Sie das Öl in einem grossen Topf auf mittlere Hitze. Fügen Sie den Knoblauch, die zwiebeln, Sellerie, Karotten und Kartoffeln hinzu und dünsten diese 4 Minuten. Schneiden Sie das grüne Gemüse in schmale Streifen und fügen >Sie es zu dem übrigen Gemüse. Nochmals 3 Minuten dünsten. Nun geben Sie das Tamari und die Maiskörner und den Reis/ die Hirse dazu und gießen mit der Gemüsebrühe auf. Die Gewürze zugeben und 1/2 Stunde auf kleiner Flamme köcheln.

Champipgnon-Gersten-Suppe

ergibt 6 bis 8 Portionen

2 Teelöffel Öl
2 Knoblauchzehen, gewürfelt
3 mittlere Zwiebeln, gewürfelt
1/2 Sellerieknolle, gewürfelt
1 Pfund frische Champignons, geschnitten
1 Tasse Gerste
1/2 Tasse Tamari
1/2 TL Knoblauchpulver
1/2 TL Meersalz
1 Teelöffel Petersilie, gehackt
1 TL Dill
10 Tassen Wasser oder Gemüsebrühe
2 Karotten, gewürfelt

Erhitzen Sie das Öl in einem grossen Topf auf mittlerer Hitze. Zwiebeln, Knoblauch, Sellerie und Champignons zufügen und 4 Minuten dünsten. Kräuter, Gerste und Wasser bzw. Brühe zufügen. Temperatur nun drosseln und 2 bis 3 Stunden köcheln lassen. Etwa 45 Minuten bevor die Suppe fertig ist die Karotten beigeben. Soll die Suppe dünner sein, fügen Sie einfach mehr Wasser hinzu.

Erbsensuppe

ergibt 6 bis 8 Portionen

2 Tassen getrocknete grüne Erbsen
8 Tassen Wasser oder Gemüsebrühe
1 Zwiebel, gewürfelt
1/4 Sellerieknolle, gewürfelt
2 große Karotten, gewürfelt
1 Steckrübe, gewürfelt
1 Kartoffel, gewürfelt

1/3 Tasse Tamari
1/2 Teelöffel Knoblauchpulver
1 Teelöffel Basilikum
1/4 Teelöffel Meersalz+Majoran
1/8 Teelöffel rotes Paprikapulver
2 Knoblauchzehen, gewürfelt
2 Lorbeerblätter
1/4 Tasse Gerste

Setzen Sie die Erbsen mit dem Wasser in einem grossen Topf auf. Bringen Sie dies bei mittlerer Hitze zum Kochen. Nun die Hitze reduzieren und Zwiebel, Sellerie, eine Karotte, Steckrübe, Kartoffel, Tamari und die Kräuter zugeben. Eine Stunde kochen, bis die Erbsen und das übrige Gemüse weich sind. Nun die Lorbeerblätter entfernen. Eine gewürfelte Knoblauchzehe zugeben und dann mit dem Pürierstab die Suppe einige Minuten durchmixen. Jetzt Gerste, die restliche Karotte und bei Bedarf noch Kräuter hinzufügen und für eine weitere Stunde kochen.

Haupt gerichte

Hirse-Burger

ergibt 3 Dutzend

3 Tassen Hirse
3 Teelöffel Öl
5 Knoblauchzehen, gewürfelt
6 große Zwiebeln, gewürfelt
3 Selleriestauden, gewürfelt
3 Karotten, gewürfelt
1/3 Tasse Tamari
1 Teelöffel Basilikum
1 Teelöffel Petersilie
1 Teelöffel Knoblauchpulver
1 Teelöffel Meersalz
1/2 Teelöffel Paprikapulver
3 Teelöffel Erdnussbutter
oder Tahin
1/2 Tasse Weizenkeime

Sechs Tassen Wasser in einem grossen Topf zum Kochen bringen. Die Hirse reinschütten und bei mittlerer Hitze etwa 20 Minuten köcheln, bis sie weich ist. Das Öl erhitzen; den Knoblauch und die Zwiebeln hinzufügen, 3 Minuten dünsten, bis die Zwiebeln goldgelb sind. Sellerie und Karotten beigeben, 4 Minuten kochen, bis alle Gemüse weich sind. Nun die Kräuter zugeben: 2 Teelöffel Tamari, je 1/2 Teelöffel Petersilie, Basilikum, Knoblauchpulver und Salz. Dabei die ganze Zeit umrühren. Nun vom Feuer nehmen. Den Ofen auf 210 Grad vorheizen. In einer grossen Schüssel dann die Hirse mit dem gekochten Gemüse mischen. Die Erdnussbutter, sowie das restliche Tamari und die Kräuter beimengen. Mit Weizenkeimen das Ganze binden (hält die Mischung auch zusammen). Die

Mischung nun zu kleinen Burgern formen und auf ein gefettetes Backblech setzen. 15 Minuten backen, dann wenden und nochmals 15 Minuten backen. Dabei immer aufpassen, dass sie nicht verbrennen.

Chinesische Pfanne

ergibt 6 bis 8 Portionen

4 Teelöffel Öl
5 Knoblauchzehen, gewürfelt
5 große Zwiebeln, in Spalten
1/2 Sellerieknolle, in Spalten
3 Paprikaschoten, in Scheiben
1/2 Weißkohlkopf, geschnitten
1/3 Tasse Tamari
1/4 Teelöffel Ingwerpulver
1/8 Teelöffel rotes Paprikapulver
1/4 Teelöffel Meersalz
1/2 Teelöffel Knoblauchpulver
3 Teelöffel Pfeilwurzelpulver
1 Tasse Mungobohnensprossen

Das Öl in einem Wok auf höchster Stufe erhitzen, bis es sehr heiß ist. 2 Knoblauchzehen und alle Zwiebeln beigeben, unter Rühren 5 Minuten dünsten. Sellerie, Paprikaschoten und die Hälfte der Gewürze zufügen; 3 bis 4 Minuten braten. Kohl und die restlichen Gewürze - außer dem Knoblauch - zugeben.
Pfeilwurz über das Gemüse sieben, die ganze Zeit weiterrühren. 5 Minuten kochen, bis das Gemisch anfängt zu dicken. Nun den restlichen Knoblauch und die Sprossen untermischen. Die Hitze reduzieren, abdecken und vor dem Servieren noch 3 bis 4 Minuten ziehen lassen.

Tip: Schmeckt natürlich zu Reis, aber auch zu Hirse.

Kartoffelgratin

ergibt 6 Portionen

10 Kartoffeln, gerieben
1 große Zwiebel, gewürfelt
1/2 Tasse Sojapulver
3 Teelöffel Tamari
1/2 Teelöffel Knoblauchpulver
1/2 Teelöffel Paprikapulver
1/2 Teelöffel Basilikum
1/2 Teelöffel Meersalz
eine Prise Chilipulver

Heizen Sie den Backofen auf etwa 200 Grad vor. Schütten Sie das Kartoffelwasser, das sich beim Reiben gebildet hat, weg. Mischen Sie in einer grossen Schüssel die Kartoffeln, Zwiebeln, Sojapulver und Gewürze. Wenn zu feucht, fügen Sie noch 1/3 Tasse Weizenkleie, Mehl oder mehr Sojapulver zu. Fetten Sie eine Auflaufform; streichen Sie die Kartoffelmasse hinein. Backen Sie das ganze etwa eine Stunde, gelegentlich nachschauen, dass nichts verbrennt. Das Gratin sollte goldgelb werden.

Tofu-Koteletts

ergibt 4 Portionen

250 g Tofu
2 Teelöffel Tamari
1 Tasse Nährhefe
1/2 Teelöffel Öl
1/4 Teelöffel Basilikum
1/4 Teelöffel Oregano
1 große Zwiebel, gewürfelt
2 Knoblauchzehen, gewürfelt

Das Wasser gut aus dem Tofu drücken. Den Tofu dann in 1 cm dicke Scheiben schneiden. Die Zwiebeln und den Knoblauch rösten, bis sie braun sind. Mischen Sie nun Tamari, Öl und die Kräuter unter (fügen Sie nach Geschmack weitere Kräuter hinzu). Lassen Sie die Tofuscheiben nun in dieser Mischung marinieren, wälzen Sie sie dann in der Nährhefe, bis sie gut bedeckt sind. Fetten Sie ein Backblech. Legen Sie die Tofustücke hierauf und backen sie bei 220 Grad etwa 5 bis 7 Minuten pro Seite. Dann kurz grillen, bis sie knusprig sind. Dieses Gericht kann auch in einer Bratpfanne mit wenig Öl gemacht werden. Einfach und köstlich.

Desserts

Haferkekse

ergibt 5 Dutzend

3/4 Tasse Öl
1 Tasse Zucker
3/4 Tasse Sorghum
1/3 Tasse Sojamilch
2 Teelöffel Vanillezucker
2 -1/2 Tassen Mehl
1/2 Teelöffel Backpulver
1 Teelöffel Meersalz
3 Tassen Haferflocken
1/2 Tasse Rosinen
3/4 Teelöffel Zimt

Mischen Sie Öl, Zucker, Sojamilch und Vanillezucker und rühren Sie dies, bis es cremig ist. Fügen Sie nun die weiteren Zutaten hinzu und mixen Sie auf höchster Stufe des elektrischen Rührgerätes. Heizen Sie den Backofen auf 220 Grad vor. Geben Sie mit 2 Teelöffeln kleine Teighäufchen auf ein gefettetes Backblech. Nun 10 Minuten backen, bis die Kekse zu bräunen beginnen.

Carobkuchen

ergibt 2 Stück à 250 g

1/2 Tasse Öl oder Margarine
1/2 Tasse Zucker
1/2 Tasse Sorghum
4 Teelöffel Sojapulver mit
6 TL Wasser
1/2 Tasse Carob-Pulver mit
1/2 Tasse Wasser
2 Teelöffel Vanillezucker
3 Tassen Vollweizenmehl
1 Teelöffel Backpulver
1/2 Tasse gemischte Nüsse und Rosinen, gehackt
3/4 Tasse dicke Nussmilch

Heizen Sie den Backofen auf 220 Grad vor. Fetten Sie 2 Springformen ein. Mischen Sie nun Öl, Zucker und Sorghum in einer grossen Schüssel; vermischen Sie das Sojapulver mit dem Wasser und geben Sie dies zur Zucker-Öl-Mischung. Nun den Carob mit dem Wasser verrühren, ebenfalls zu obiger Mischung geben. Nun den Vanillezucker zugeben. Mischen Sie in einer anderen Schüssel Mehl, Backpulver, Nüsse und Rosinen. Zur Zucker-Öl-Mischung geben und auch die steife Nussmilch unterrühren. Nun den Teig gleichmäßig in die beiden Backformen verteilen. 30 bis 35 Minuten backen - testen Sie mit einem Zahnstocher, ob der Kuchen gar ist: Pieksen Sie ihn in die Mitte des Kuchens; wenn er trocken ist beim Herausziehen, ist der Kuchen fertig.

Quellen:

1. McGill, H.: Persistant problems in the pathogenesis of atheroscelrosis. Arterioscelerosis 4, S.443, 1984.
(b) Editorial: The progression of atheroscelrosis. Lancet 1, S.791, 1985.
(c) Flynn, M.: Serum lipids in humans fed diets containing beef or fish and poultry. Am J. Clin Nutr. 334, S.2734, 1981.
(d) Flynn, M.: Dietary „meats" and serum lipids. Am J Clin Nutr 35, S.935, 1982.
(e) O´Brien, B.: Human plasma lipid responses to red meat, poultry, fish and eggs. Am J Clin Nutr 33, S.2573, 1980.
(f) Fehily, a. The effect of fatty fish on plasma lipid and lipoprotein concentrations. Am J Clin Nutr 38, S.349, 1983.
(g) Kromhout, D.: The inverse relation between fish consumption and 20-year mortality from coronary heart disease. N Engl J Med 312, S. 1205, 1985.
(h) Gordon, T.: Diabetes, blood lipids, and the role of obesity in coronary heart disease risk in women. The Framingham study. Ann Intern Med 87, S. 393, 1977.
2. Chemical Contaminants in Breast Milk. N Engl J Med 3/26, S.792, 1981.
3. Kempe, H., Dr.: Current Pediatric Diagnosis and Treatment, 7. Aufl., Lang Medical Publications, S.772, 1982.
4. Ferrer, J.: Milk of dairy cows frequently contains a leukemogenic virus. Science 213, S. 1014, 1981.
5. (a) Holman, R.: The natural history of atheroscelrosis. The early aortic lesions as seen in New Orleans in the middle of the 20th century. Am J Pathol 34, S.209, 1985.
(b) Enos, W.: Pathogenesis of coronary disease in American soldiers killed in Korea. JAMA 158, S.912, 1955.
(c) Smoak, C.G.: Relation of obesity to clustering of cardiovascular disease risk factors in children and young adults. The Bogalusa Heart Study. Am J Epidemiol 125(3), S. 364-72, 1987.
6. Awadalla, S.G.: Pregnancy complicated by intraamniotic infection by Salmonella typhi. Obstet Gynecol 65, S.30S-31S, 1985.
7. Kempe, H.: op.cit., S.772.
8. Kempe, H.: Listeria Meningitis, op.cit., S. 787.
(a) Falandysz, J.: Organochlorine pesticides and polychlorinated biphenyls in herring from the southern Baltic, Z. Lebensmittel-Unters. Forsch 182(2), S. 729-42, 1986.
(b) Eisenberg, M. u.a.: Organochlorine residues in finfish from Maryland Waters 1976-1980. J of Environ Science and Health 20(6), S. 729-42, 1985.
Linsalata, P. u.a.: Comparative Pathway analysis of radiocesium in the Hudson river Estuary: environmental measurements and regulatory dose assesment models. Health-Physics 51(3), S.295-312, 1986.
(a) Jana, S. u.a.: Heavy metal pollutant induced changes in some biochemical parameters in the freshwater fish Clarias batrachus L. Acta-Physiologica-Hungarica 68(1), S.39-43, 1986.
(b)Skogheim, O.K. u.a.: Mortality of smolt of Atlantic salmon, Salmo salar L., at low levels of aluminium in acidic softwater. Bulletin of Environmental Contamination and Toxicology 37(2), S.258-65, 1986.
(c) Shukla, N.P. u.a.: Effect of heavy metals on fish - a review. Review of Environmental Health 5(1), S. 87-99, 1985.
(d) Galindo, L. u.a.: Correlations between lead, cadmium, copper, zinc and iron concentrations in frozen tuna fish. Bulletin of Environmental Contamination and Toxicology 36(4), S.595-9, 1986.
Czarnezki, J.M.: Accumulation of lead in fish from Missouri streams inpacted by lead mining. Bulletin of Environmental Contamination and Toxicology 34(5), S.736-45, 1985.
9. Mercury Poisoning, Harrisons Principles of Internal Medicine, Bände, McGraw-Hill Co., N.Y., 1974, und S.670, 1970.
10. (a) Goodman, L.S. und Gilman, A. (Hg.): Mercury-induced blindness in children, in: The Pharmalogical Basis of Pharmacology, Toxicologyand Therapeutics for Physicians and Medical Students, 4.Aufl., MacMillan Co. N.Y., 1970.
(b) Arena, J.M.: Poisoning: Chemistry, Symptoms, Treatments, Springfield, 1963.
11. Kempe, H.: Mental retardation in children, op.cit., S.627.
(a) McKeown-Eyssen, G.E. u.a.: Methyl mercury exposure in northern Quebeen. Cardiol-Clin 4(1), S.33-46, Rez., 1986.
(b) Sanders, T.A.B. u.a.: Blood Pressure, Plasma Renin Activity and Aldosterone Concentrations in Vegans and Ominvore Controls. Human Nutr 41(3), S.204-11, 1987.
(c) Fischer, M. u.a.: The effect of vegetarian diets on plasma lipid and platelet levels. Archives of Internal Medicine 146(6), S.1193-7, 1986.
I. Neurologic findings in adults. Am J of Epidemiology 118(4), S.461-9, 1983.

(b) Valciukas, J.A. u.a.: Neurobehavioral assessment of Mohawk Indians for subclinical indications of methyl mercury neurotoxicity. Archives of Environmental Health 41(4), S.269-72, 1986.
(c) Lommel, A. u.a.: Organochlorines and mercury in blood of a fish-eating population at the River Elbe in Schleswig-Holstein. BRD. Archives of Toxicology 8, S.264-8, 1985.
(d) Jensen, A.A. u.a.: Polychlorinated terphenyls (PCTs) use, levels and biological effects. Science of Total Environment 27(2-3), S.231-50, 1983.
(e) Mykanen, H. u.a.: Dietary intakes of mercury, lead, cadmium and arsenic by Finnish children. Human Nutrition/Applied Nutrition 40(1), S.32-9, 1986.
(a) The New England Journal of Medicins, 26, S.792, 1981.
(b) Noren, K.: Levels of organochlorine contaminants in human milk in relation to the dietary habits of the mothers. Acta-Paediatrica-Scandinavia 72(6), S.811-6, 1983.
(c) Siddiqui, M.K. u.a.: Placenta and milk as excretory routes of lipophilic pesticides in women. Human Toxicology 4(3), S.249-54, 1985.
Fish and Fish Oil are „Second Line" Therapies, The McDougall Newsletter, Nov/Dez 1986.
What about fish oil´s risks? Brief an die Washington Post, „Gesundheit"-teil von C. Wayne Callaway, 14.10.1986.
12. Kempe, H.: Hepatitis in children, op.cit. S.478.
13. Schell, O.: Hydrocarbons in Meat, Modern Meat. Random House N.Y., 1984, S.156-166.
14. (a) Falandysz, J., op.cit.
(b) Eisenberg, M. u.a., op.cit.
15. Hydrocarbons in dairy products: results of inquiry into contamination of animal feed by polychlorinated biphenyls, State of Michigan, Dept. of Public Health, 1967-1970.
16. (a) Schell, O., op.cit., S.156-166.
(b) Thrash, A. Dr.: The Annual Connection, Yuchi Pines Institue, Seale, 1980.
17. (a) Schwartz u.a.: Physicians Handbook on Pesticides, San Diego Medical Center, 1980.
(b) Harrisons Principles of Internal Medicine, 7. Aufl., 1974, S.1683-85.
18. (a) Noren, K., op.cit.
(b) Siddiqui, M.K. u.a., op.cit.
19. Schell, O.: op.cit., S.279-302.
20. (a) Aristimuno, G.G. u.a.: Influence of persistant obesity in children on cardiovascular risk factors: the Bogalusa Heart Study. Circulation 69(5), S.895-904, 1984.
(b) Arntzenius, A.C.: Diet, Lipoproteins and tne Prodgression of Coronary Artherosceloris. Drugs 31, S.61-5, 1986.
21. (a) Akman, D. u.a.: Heart Disease in a total population of children: the Bogalusa Heart Study. South-Med J 75(10), S.855-62, 1982.
(b) Berenson, G.S. u.a.: Cardiovascular risk factors in children. Should they concern the pediatrician? Am J Dis-Child 136(9), S.855-62, 1982.
22. (a) Phillips, R.L.: Role of lifestyle and dietary habits among Seventh Day Adventists. Cancer Res. 35, S.3513-22, 1975.
(b) Phillips, R.L. u.a.: Coronary Heart Disease among Seventh Day Adventists with differing dietary habits: a preliminary report. Am J Clin Nutr 31, S.191-8, 1978.
23. Kahn, R.H. u.a.: Association between reported diet and all cause mortality: twenty-one year follow up on 27.530 Seventh Day Adventists. Am J Epidemiology 119, S.775-87, 1984.
24. Normale Schwangerschaft bei veganen Frauen:
(a) Thomas, J. u.a.: Proceedings of the Neur´tritional Society 36, S.46a, 1977.
(b) Sanders, T.A.B.: The Composition of Red Cell Lipid and Adipose Tissue in Vegans, Vegetarians and Omnivores, Diss. London, 1977.
Normales Wachstum bei veganen Kindern:
(c) Dwyer, J.T. u.a.: Preschoolers on Alternate Lifestyle Diets. J Am Diet Ass 72, S.264-70, 1978.
(d) Fulton, J.R. u.a.: Preschool Vegetarian Children. J Am Diet Ass 76, S.361-65, 1980.
(e) Sanders, T.A.B.: An anthropometric and dietary assessment of the nutritional status of vegan preschool children. J of Human Nutr 35, S.349-57, 1981.
25. J Am Diet Ass 77, S.61, 1980.
26. (a) Stamler, J.: Population studies. in: Levy, R.I. (Hg.): Nutrition, Lipids and Coronary Heart Disease, Raven Press N.Y., 1979.
(b) Beilin, L.J.: Vegetarian Approach to Hypertension. Can J of Physiology and Pharmacology 64 (6), S 852-5, 1986.
27. (a) Burke, G.L. u.a.: Cardiovascular risk factors and their modification in childr
28. Carroll, K.K. und Khor, H.T.: Progress in Biochemical Pharmacology 10, S.308, 1975. Zitiert in: Reddy, B.S.: Nutrition and its relationship to cancer. Advances in Cancer Research 32, S. 237, 1980.
29. (a) Badenoch. A.G.: Brit Med J 2, S.1952, S.668.
(b) Halstead, J.A. u.a.: Serum Vitamin B12

Concentration in Dietary Deficiency. Am J Clin Nutr. 8, S.374, 1960.
(c) Higginbottom, M.C. u.a.: A Syndrome of Methylmalonic Aciduria, Homocystinuria, Megalobastic Abemia and Neurologic Abnormalities in a Vitamin B12 Deficient Breast-fed Infant of a Strict Vegetarian. New Engl J of Med 299(7), S.317, 1978.
30. (a) Badenoch, A.G.J.: R.Soc. Med.47, S.426, 1954.
(b) Ellis, F.R. u.a.: Veganism, Clinical Findings and Investigations. Am J Clin Nutr 23(3), S.249, 1970.
31. Ellis, F.R. und Montegriffo, V.M.E.: The Health of Vegans, Plant Foods and Human Nutrition. Bd.2, S.93-103, Pergamon Press, Nordirland, 1971.
32. Sanders, T.A.B.: Vegetarianism: Dietetic and
Medical Aspects. Journal of Plant Foods 5, S.3-
14, 1983.
33 (a) Sanders, T.A.B. u.a.: Haemarological studies on vegans. Brit J of Nutr 40,9, S.14, 1978.
(b) Carter, J.P. u.a.: Preeclampsia in Reproductive Performance in a Community of Vegans. South Med J 80(6), S.692-7, 1987.
34. Sanders, T.A.B., op.cit. 1981.
35. Journal of the American Dietetic Association 77, S.61-9, 1980.
36. (a) Stamler, J.: Population studies. in: Levy, R.I.: Nutrition, Lipids and Coronary Heart Disease, Raven Press N.Y., 1979.
(b) Snowdon, D.A. u.a.: Meat Consumption and Fatal Ischemic Heart Disease. Preventive Medicine 13(5), S.490-500, 1984.
37. McGill, H., op.cit.
38. (a) Sweeney, J.: Dietary factor that influence the dextrose tolerance test: a preliminary study. Arch Intern Med 40, S.818, 1927.
(b) Snowdon, D.A. u.a.: Does a Vegetarian Diet Reduce the Occurance of Diabetes? Am J Public Health 75(5), S.507-12, 1985.
39. McMahon, B.: Urine oestrogen profiles of Asian and North American women. Int J Cancer 14, S.161, 1974.
40. MacDonald, P.: Effect of obesity on conversion of plasma androstenedione to estrone in postmenopausal women with and without endometrial cancer. Am J Obstet Gynecol 130, S.448, 1978.
41 (a) Solomon, L.: Rheumatic disorders in the Sotuh African Negro. Part I. Rheumatic arthritis and ankylosing spondylitis. South African Med J 49, S.1292, 1975.
(b) Parke, A.: Rheumatoid arthritis and food: a case study. British Med J 282(6281), S.2027-9, 1981.
42. (a) Lucas, P.: Dietary fat aggrevates active rheumatoid arthritis. Clin Res 29, S.794A, 1981.
(b) Stroud, R.: Comprehensive environmental control and its effect on rheumatoid arthritis. Clin Res 28, S.791A, 1980.
(c) Parke, A., op.cit., S.2027.
43. Korenblat, P.: Immune responses of human adults after oral and parental exposure to bovine serum albumin. J Allergy 41, S.226, 1968.
44. Baker, M.D., Sidney M.: Gesell Institute of Human Devolopment Update, Volume 3, Nr. 2, 1984.
45. und 46. Sanders, T.A.B., op.cit., S.14.
47. Stamler, J., op.cit.
48. Statistics from Dept. of Consumer Affairs, U.S. Dept. of Agriculture, 1985.
49. Bar, R.: Fluctuations in the affinity and concentration of insulin receptors on circulating monocytes of obese patients: effects of starvation, refeeding and dying. J Clin Invest 58, S.1123, 1976.
50. (a) Sims, E.: Obesity and hypertension. Mechanisms and implications for management. Special communications. JAMA 247, S.49, 1982.
(b) Margetts, B.M. u.a.: Vegetarian Diet in mild Hypertension: a Randomised Controlled Trial. Brit Med J Clin Res Edit 6, 293 (6560), S.1468-71, 1986.
51. Benson, M.D.: Current Obstetric and Gynecologic Diagnosis and Treatment, 4. Aufl., Lange Medical Publications, 1982, S.399.
52. ebenda, S.458.
53. Eisman, R.D., G.L.: The Most Noble Diet, Diet-Ethics, Miami Beach, FL, 1984.
54. Akers, K.: Vegetarian Sourcebook, Vegetarian Press, P.O. Box 10238, Arlington, Virginia 22210, S.24.
54. (a) Brenner, B.: Dietary Protein Intake and the progressive nature of kidney disease: The role of hemodynamically mediated glomerular injury in the pathogenesis of progressive glomerular sclerosis in aging, renal ablation and intrinsic renal disease. N Engl J Med 307, S.652, 1982.